AF466427

REVUE DESCRIPTIVE

DES APPAREILS DESTINÉS AUX

APPLICATIONS THÉRAPEUTIQUES

DE LA CHALEUR ET DU FROID

PAR

ÉMILE GALANTE

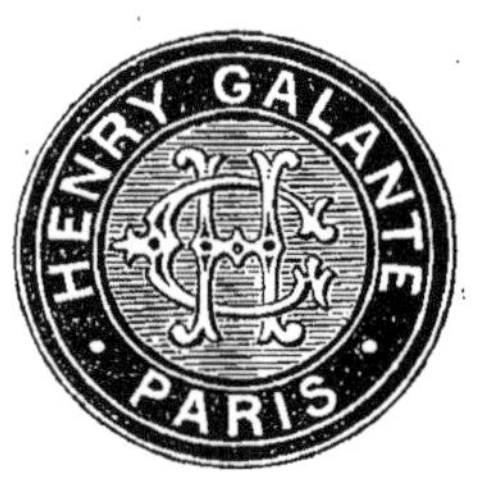

PARIS

H. GALANTE ET FILS

FABRICANTS D'INSTRUMENTS DE CHIRURGIE

2, Rue de l'École-de-Médecine, 2

1880

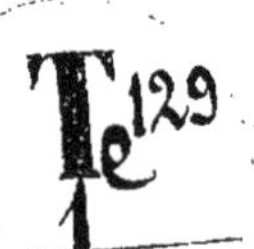

REVUE DESCRIPTIVE

DES APPAREILS DESTINÉS AUX

APPLICATIONS THÉRAPEUTIQUES

DE LA CHALEUR ET DU FROID

REVUE DESCRIPTIVE

DES APPAREILS DESTINÉS AUX

APPLICATIONS THÉRAPEUTIQUES

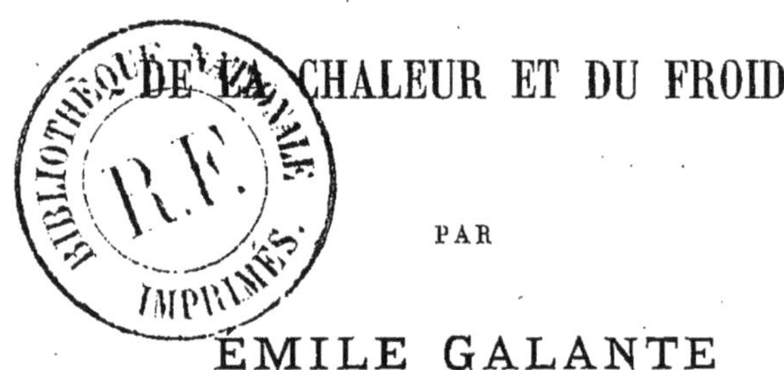

DE LA CHALEUR ET DU FROID

PAR

ÉMILE GALANTE

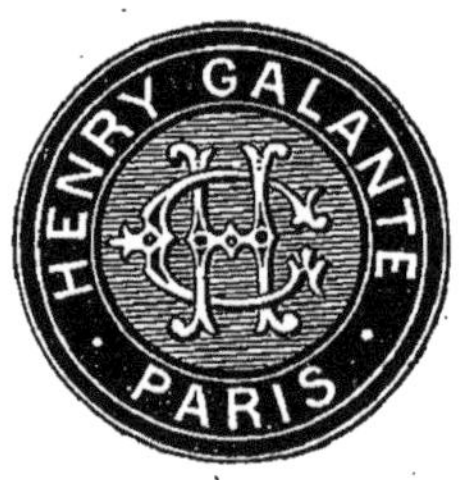

PARIS

H. GALANTE ET FILS

FABRICANTS D'INSTRUMENTS DE CHIRURGIE

2, Rue de l'École-de-Médecine, 2

1880

REVUE DESCRIPTIVE

DES APPAREILS DESTINÉS AUX

APPLICATIONS THÉRAPEUTIQUES

DE LA CHALEUR ET DU FROID

Parmi les premières applications du caoutchouc vulcanisé à l'art médical, il faut compter la réalisation d'appareils imaginés en 1851 par M. le docteur Gariel, en vue de combattre l'hyperthermie dans certaines affections — l'emploi du caoutchouc vulcanisé étant tout naturellement indiqué dans la construction des appareils de ce genre ; les études de la plupart des modèles imaginés, depuis l'apparition des premiers, nous furent confiées.

Ayant eu récemment à nous occuper de la création de nouveaux appareils de réfrigération médicale, nous avons profité de cette circonstance pour réunir tous les renseignements en notre possession sur ces modèles. — Nous présentons leur description dans l'ordre des dates auxquelles ils se sont produits, la faisant précéder de quelques considérations générales relatives aux conditions de fonctionnement de ces divers appareils. On peut, selon nous, les ramener à deux genres principaux, à savoir :

1° APPAREILS A DOUBLES PAROIS. — 2° APPAREILS TUBULAIRES.

1° APPAREILS A DOUBLES PAROIS

Il convient de ranger dans cette classe presque tous les appareils répandus dans la pratique. Les principaux sont le *bonnet à glace* de M. le docteur Gariel, les *sacs* du docteur Chapmann, le *manchon* de M. le docteur F. Franck, la *ceinture* de M. le docteur Clément (de Lyon), les *vessies à glace* de Galante, etc.

Tous peuvent être facilement disposés pour fonctionner avec un renouvellement continu ou intermittent du liquide qu'ils renferment.

2° APPAREILS TUBULAIRES

Construits d'après une disposition imaginée en 1859 par M. le docteur Petitgand, les appareils appartenant à cette classe sont beaucoup moins connus que les précédents.

Nous rangerons dans ce genre les *appareils tubulaires réfrigérants à circulation d'eau, de H. Galante,* parmi lesquels le *bonnet* et le *sachet*. — Le *bonnet* de M. le docteur Soulier, de Lyon, et enfin les *appareils à réfrigération* de MM. le docteur Dumontpallier et Galante.

Les **Appareils à doubles parois** réclament toujours l'emploi d'une quantité d'eau relativement considérable, d'où un poids tel, qu'ils cessent absolument d'être pratiques dès qu'ils sont construits avec des dimensions un peu étendues. L'eau qu'ils renferment tendant constamment, lorsqu'ils sont appliqués, à en occuper les parties déclives, se trouve fort inégalement répartie sur les régions soumises à leur action ; la conséquence immédiate de cette condition désavantageuse, lorsqu'il s'agit d'appareils un peu étendus, est l'inégalité de la répartition de leur poids total. — Le liquide, en s'accumulant dans les déclivités, détermine la compression des parties correspondantes ; souvent, dans ces cas, les zones supérieures de l'appareil sont absolument privées d'eau, les régions en rapport avec elles échappent alors à l'action de la température du liquide.

Si, dans ces conditions, on établit dans l'appareil un courant continu, on ne tire pas de ce moyen tous les avantages qu'on peut espérer en obtenir lorsque la constance, la régularité et l'exactitude du renouvellement de l'eau sont assurées.

Les **Appareils tubulaires** sont caractérisés par l'égalité de la répartition de l'eau qu'ils renferment et par le renouvellement exact de cette eau.

M. le docteur Petitgand, en recommandant l'usage d'un simple tube pour pratiquer l'*irrigation médiate*, semblait surtout préoccupé de donner un moyen commode d'appliquer cette méthode.

Frappé des avantages que pourraient présenter des appareils construits sur ce principe, nous en cherchâmes, dès 1868, la meilleure utilisation dans les modèles représentés fig. 14, 15.

En donnant à nos appareils une forme fixe, définitive, nous en avons facilité l'application.

En rendant solidaires les spires du tube et en les rapprochant de façon qu'elles ne laissent aucun intervalle entre elles, nous avons augmenté leur surface d'action.

Enfin, en substituant au tube épais, recommandé par M. le docteur Petitgand, un tube à paroi mince, nous avons rendu cette action plus directe, plus immédiate.

Il semble, *a priori,* que les tubes de nos appareils doivent être écrasés par le poids des parties qu'ils supportent dans certains cas.

Rien de semblable n'est à craindre.

Deux facteurs luttent contre le poids tendant à déprimer, à affaisser ces tubes :

1° La hauteur de la colonne d'eau calculée de l'appareil au réservoir, — force variable dont l'énergie peut toujours être rendue suffisante pour équilibrer la charge de l'appareil ;

2° La résistance des tubes à l'écrasement.

Pour notre *bonnet tubulaire,* fig. 14, nous employons un tube d'une grande ténuité de paroi, sans résistance propre : la pression produite à l'intérieur de ce tube par le poids d'une colonne d'eau en apparence minime suffit pour équilibrer le poids de la tête.

Ces appareils, selon les régions auxquelles ils sont destinés, affectent des formes variées dont les types principaux sont : les appareils de M. le docteur Petitgand, notre *bonnet réfrigérant,* celui de M. le docteur Soulier, de Lyon, enfin la *ceinture réfrigérante* de MM. le docteur Dumontpallier et Galante.

Bonnet à glace du docteur Gariel (1851), modèle Galante.

. . . . . Sac à double paroi contenant une cavité où doivent être reçues l'eau glacée ou la glace en fragments.

A la partie supérieure de ce sac est une ouverture circulaire, espèce de cheminée de dégagement pour les vapeurs qui s'échappent du cuir chevelu ; une seconde ouverture reçoit un bouchon percé de deux trous. Par chacun de ces orifices passe un tube métallique sur lequel vient s'attacher un tube en caoutchouc. L'un de ces tubes, de longueur variable, communique avec un réservoir placé au-dessus du lit; le second tube de dégagement descend dans un récipient placé au-dessous du niveau de la tête du malade. Latérale-

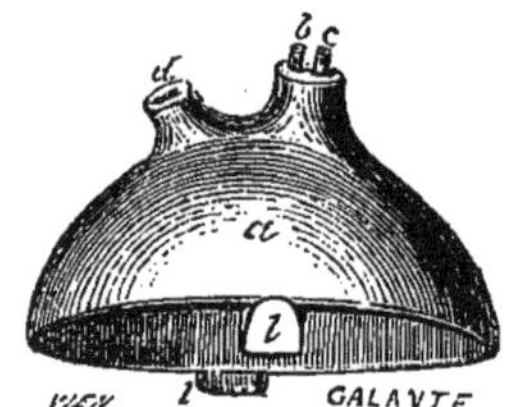

Fig. 1. — Bonnet à glace du docteur Gariel.

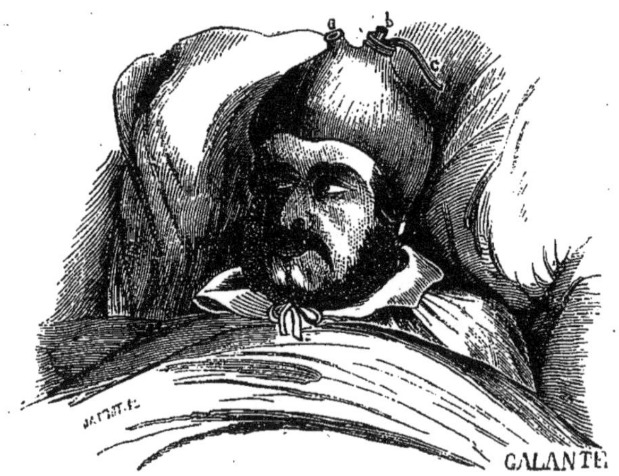

Fig. 2. — Appareil appliqué.

ment sont deux attaches qui servent à fixer l'appareil au-dessous de la mâchoire inférieure.

(*Mémoire sur les applications méd.-chir. du caoutchouc vulc.*, par M. le docteur Gariel.)

Vessies à glace. — Vessies imperméables
de H. Galante (1851).

L'emploi de ces vessies est indiqué dans un grand nombre de cas, soit qu'on les remplisse d'eau glacée (fièvres cérébrales, pertes utérines, refroidissement local pour produire l'insensibilité limitée à une partie); soit qu'on les remplisse d'eau chaude dans les cas où il est nécessaire de produire une chaleur durable sans humidité.

On peut facilement établir dans ces vessies un double courant, au moyen du procédé employé pour le bonnet à glace.

Le volume de ces vessies est très variable; les plus grandes

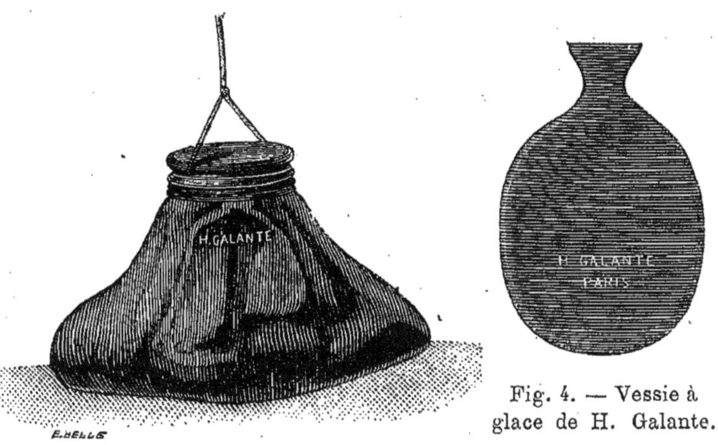

Fig. 3. — Vessie à glace de H. Galante.

Fig. 4. — Vessie à glace de H. Galante.

peuvent couvrir le ventre, les plus petites peuvent être employées pour les yeux.

(H. Galante. *Appl. médic.-chir. du caoutchouc vulc.* Paris, 1867.

Dans le modèle fig. 3 l'ouverture est munie d'une douille à laquelle se fixe un lien qui permet de suspendre l'appareil et de soulager ainsi d'une partie de son poids la région sur laquelle la vessie est appliquée.

La figure 4 représente le modèle le plus simple.

Coussins frigifacteurs et caléfacteurs
du docteur GARIEL (1852).

Ces coussins affectent des formes diverses, selon les régions auxquelles ils sont destinés.

Remplis d'eau et disposés pour des applications de températures différentes, ils peuvent encore être utilisés pour produire simultanément de la compression. On règle l'énergie compressive de ces coussins en faisant varier le volume d'eau, ce qui est facilement obtenu sans déplacer l'appareil ; — en raison du double courant qu'on y entretient, on peut obtenir tous les degrés intermédiaires entre des températures extrêmes.

(Voir *Applications méd.-chir. du caoutchouc vulc.* H. GALANTE. Paris, 1867.)

Sachets frigifacteurs et caléfacteurs
du docteur GARIEL (1852).

Coussins de formes variables, qui se distinguent des autres par la ténuité excessive de leurs parois.

On les emploie avec de l'eau chaude ou froide ou avec du sable chauffé.

Il est facile d'y établir un double courant qui permet de maintenir pendant un temps donné une température déterminée.

Mentonnière de M. le docteur GUERSANT (1852).
(Modèle GALANTE.)

Cet appareil se compose d'un sac ayant la configuration des parties sur lesquelles il doit être appliqué, et s'attachant sur la tête au moyen d'un simple bouton.

Ce sac, rempli de glace ou d'eau glacée, détermine au niveau des parties sous-jacentes un abaissement de température.

Cet appareil a été imaginé pour remédier aux hémorrhagies qui surviennent pendant les opérations pratiquées dans l'arrière-gorge; son emploi est surtout indiqué pour arrêter l'écoulement du sang chez les enfants auxquels on a retranché les amygdales.

(*Applications médico-chirurgicales du caoutchouc vulcanisé.* H. Galante, Paris, 1867.)

Œillère à irrigation continue de Galante (1852).

Cet appareil se compose de deux sachets de forme ovalaire. Les parois externes sont faites en feuille de

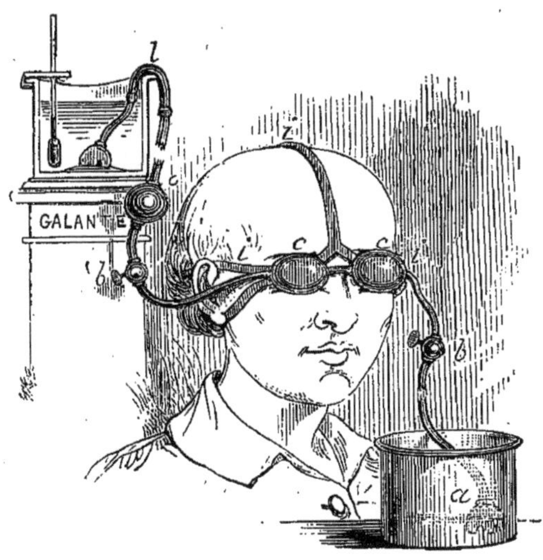

Fig. 5. — Œillère réfrigérante double de H. Galante.

caoutchouc et sont relativement épaisses. Les parois internes, celles qui sont en rapport avec les yeux, présentent une grande ténuité.

Des brides en caoutchouc servent à fixer l'appareil; le lien réunissant les deux ampoules est un conduit qui les met en communication.

Deux tubes munis de robinets complètent l'appareil.

Avec cette œillère, qui ne laisse jamais transsuder l'humidité, on communique aux yeux une température soit chaude, soit tiède, soit même glacée, suivant les indications.

On conçoit facilement le fonctionnement de cet appareil (fig. 5), qui peut être disposé pour un seul œil.

Appareils de M. le docteur PETITGAND, médecin-major de 1re classe (1859).

Après avoir fait l'énumération des inconvénients se rattachant à l'emploi des irrigations ou affusions ordinaires, M. le docteur Petitgand s'exprime ainsi :

. . . . . . Et nul doute que dans bien des circonstances ils (les inconvénients) n'aient paru assez sérieux pour faire rejeter ce puissant agent thérapeutique non seulement des hôpitaux mais encore de la pratique civile.

Il existe cependant un moyen bien simple de les prévenir : c'est d'empêcher tout contact du liquide réfrigérant avec les parties sur lesquelles il doit agir; c'est, en un mot, de faire de l'irrigation médiate.

Ce moyen, certes, n'est pas nouveau et je ne sais à qui en attribuer l'invention; mais il y avait déjà longtemps que le docteur Gariel l'avait recommandé et mis en usage, et qu'il avait fait construire des appareils destinés à l'appliquer, quand, sans connaître son mémoire, je pratiquai l'irrigation médiate en Afrique, en 1859. — En écrivant ces lignes, je n'ai donc pas l'intention de m'attribuer le mérite d'une invention. . . . .

. . . .

L'irrigation médiate peut être définie : un procédé thérapeutique qui consiste à faire passer un courant de liquide à travers des vaisseaux appliqués sur des parties malades dans le but d'en modifier et le plus souvent d'en abaisser la température. Ce courant est continu ou intermittent.

. . . .

Après avoir donné la description des divers appareils en usage, M. le docteur Petitgand poursuit ainsi :

Mais, sauf quelques rares exceptions, à tous ces appareils qui doivent être préparés d'avance, qu'on ne peut pas toujours se procurer aisément et qu'il est souvent difficile de réparer lorsqu'ils sont détériorés, je préfère l'usage de simples tubes de caoutchouc, qui peuvent être employés avec succès dans presque toutes les circonstances. Les tubes dont je me sers sont d'une longueur de 5 à 6 mètres, leur diamètre est de 10 à 12 millimètres, l'épaisseur de leur paroi de 1 à 2 millimètres. — Plus minces, ils s'affaisseraient ou se replieraient sur eux-mêmes et le courant serait diminué ou même interrompu ; — plus épais, ils transmettraient moins la température du liquide et s'adapteraient moins exactement aux parties sous-jacentes. . . . .

. . . .

Le mode d'application de ces appareils varie suivant la région que l'on veut recouvrir. . . . .

. . . .

S'agit-il, par exemple, de soumettre à l'irrigation continue une partie ou la totalité d'un membre, celui-ci étant soulevé, on enveloppe la région malade de spires contiguës que l'on maintient avec quelques jets de bande ou une cravate.

. . . .

. . . .

(*De l'irrigation médiate en médecine et en chirurgie*, par le docteur Petitgand, médecin-major de 1re classe. Paris, 1866.)

L'auteur, après être entré dans des détails sur les moyens à mettre en œuvre pour obtenir la contention de ces appareils (il combine à cet effet l'application du tube avec celle d'une bande de toile, de façon à former une sorte de tissu), donne la description d'appareils

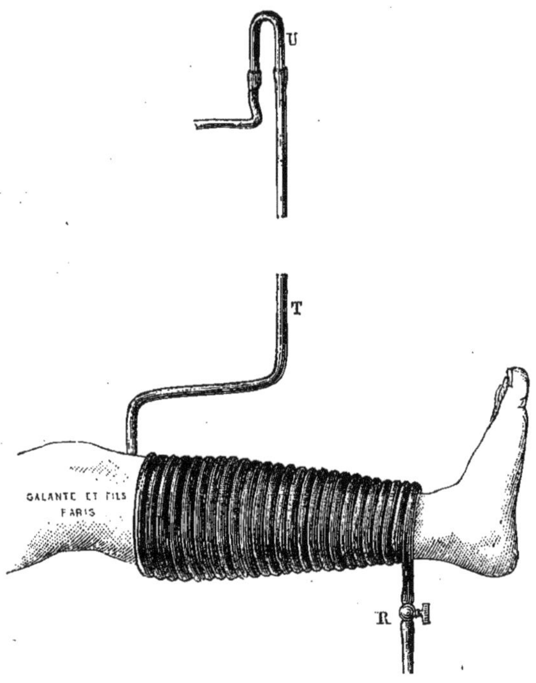

Fig. 6. — Appareil de M. le docteur Petitgand, appliqué sur une jambe (1).

disposés sur diverses régions : la jambe (fig. 6), l'épaule, la tête, le sein, etc.

(1) Un appareil en tout point semblable a été récemment indiqué et décrit par M. le docteur F. Esmarch.

. . . .

Un refroidissement très énergique est obtenu dans les cas d'inflammation des extrémités par le tube spiral réfrigérant. — Voici ce que c'est : un long tuyau de caoutchouc est roulé en spirale autour du membre malade, une des extrémités plonge dans un vase rempli d'eau glacée ; tandis que le bout inférieur est suspendu au-dessus d'un récipient vide.

. . . .

(*Chirurgie de guerre.* — Docteur F. Esmarch. — Paris 1879.)

Matelas caléfacteur du docteur Gariel. Modèle Galante (1862).

M. le docteur Gariel propose d'employer comme matelas caléfacteur (fig. 7) le matelas d'eau con-

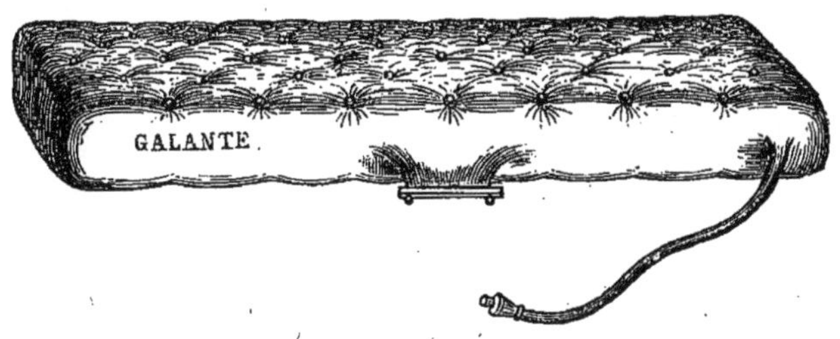

Fig. 7. — Matelas caléfacteur du docteur Gariel.

struit par nous sur les indications de M. le docteur Demarquay.

Sacs à glace et à eau chaude de M. le docteur Chapmann, de Londres (1865).

M. le docteur Chapmann, de passage à Paris en 1865, nous donne les renseignements nécessaires à la construction de ses appareils destinés, dans le traitement de certaines affections nerveuses, aux applications de la chaleur et du froid sur la région rachidienne.

Spinal-bag. — Fig. 8. Simple bouteille en caoutchouc vulcanisé, ouverte longitudinalement dans une étendue d'environ 20 centimètres.

Un bouchon métallique à vis est adapté au fond de l'entonnoir servant à l'introduction du liquide.

Des passants PP, fixés sur l'une des faces, reçoivent les liens servant à assujettir l'appareil.

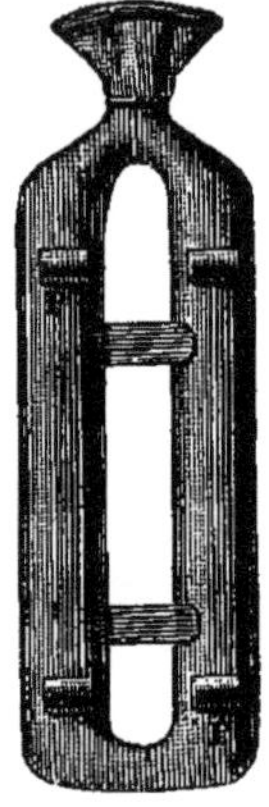

Fig. 8. — *Spinal-bag.* — Docteur Chapmann.

Lumbar-ice-bag. — Fig. 9. Sac en caoutchouc vulcanisé de forme rectangulaire, à l'intérieur duquel sont soudées deux cloisons, formant trois cavités indépendantes c_1 c_2 c_3. Cette disposition assure une répartition assez exacte du liquide, qui sans ces compartiments tendrait à occuper la partie inférieure du sac.

Chacune des trois cavités vient s'ouvrir à la partie supérieure, où un clamp à vis C assure la fermeture étanche de l'appareil.

Pour appliquer ce dernier modèle, on introduit des morceaux de glace, gros comme une noisette, dans le premier sac, qu'on remplit jusqu'à ce qu'on atteigne le fond du second ; on remplit ensuite celui du milieu jusqu'à ce qu'on atteigne le fond du troisième ; on remplit enfin ce troisième jusqu'à l'ouverture supérieure. — Après avoir chassé l'air et l'eau contenus dans le

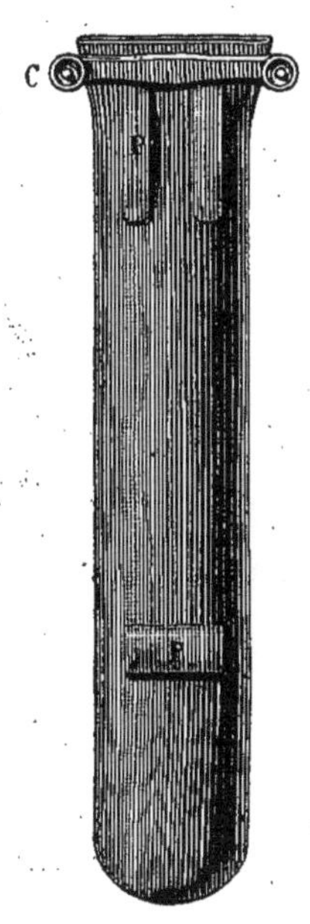

Fig. 9. — *Lumbar-ice-bag* du docteur Chapmann.

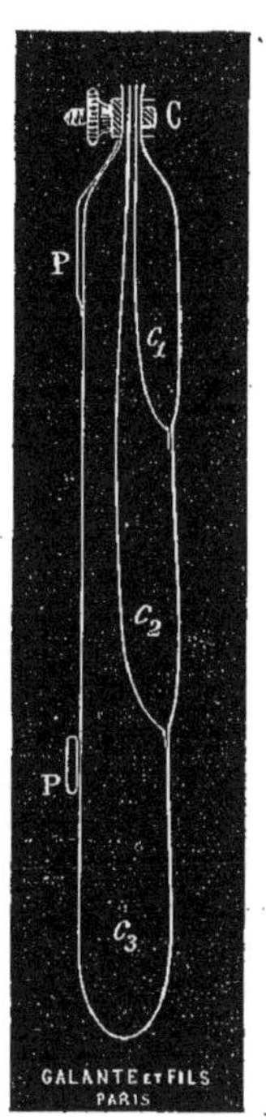

Fig. 10. — Coupe de l'appareil.

sac, on le ferme à l'aide du clamp C. Ainsi préparé il est placé sur la colonne vertébrale.

Des passants sont disposés sur l'une des faces du sac, comme dans le modèle précédent.

(*Traité théorique et pratique d'hydrothérapie*, par M. le docteur Beni-Barde. Paris, 1874.)

Appareils de M. le docteur Clauzure, d'Angoulême (1865). (Modèle Galante.)

Les appareils que nous avons construits pour M. le docteur Clauzure ont été imaginés en vue de remplir les trois indications suivantes :

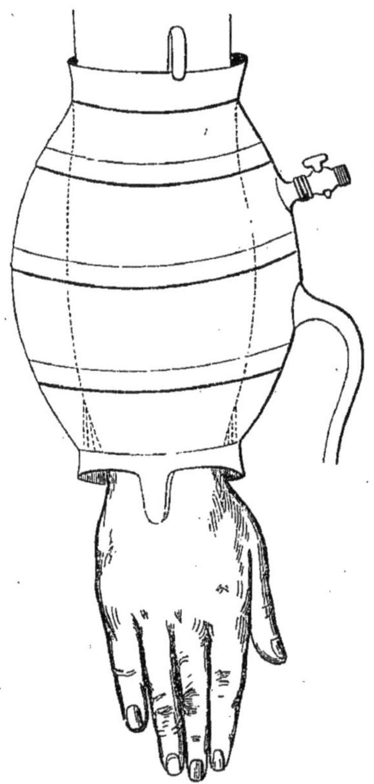

Fig. 11. — Appareil du docteur Clauzure. — Manchon pour l'avant-bras.

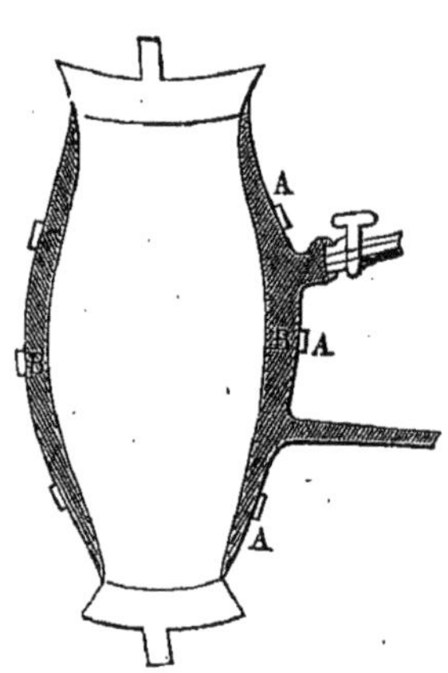

Fig. 12. — Coupe verticale du manchon ci-contre — A, l'enveloppe extérieure est d'une épaisseur triple de l'enveloppe intérieure, pour que toute la force d'expansion se passe sur le point d'appui. — B, espace compris entre les deux enveloppes.

1° Entretenir tout le temps voulu une température uniforme ;

2° Produire une compression réglée suivant les indications ;

3° Mettre les parties sur lesquelles ils sont appliqués à l'abri du contact de l'air.

Les appareils de M. le docteur Clauzure, qui sont basés sur un principe que nous avons déjà indiqué,

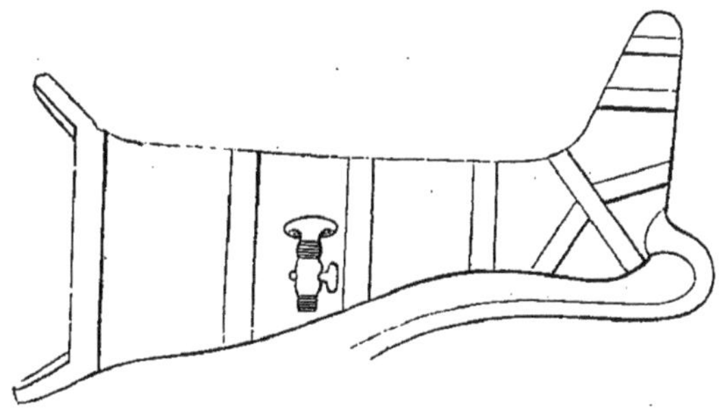

Fig. 13. — Appareil du docteur Clauzure. Manchon pour la jambe et le pied.

forment une série de manchons de diverses formes qui peuvent être appliqués sur toutes les parties du corps.

Chacun de ces manchons est muni d'un instrument à double courant, en cuivre, qui sert à l'introduction de l'eau ou de l'air dans l'appareil, et qui permet aussi d'y faire circuler constamment un courant d'eau pour maintenir une température uniforme.

Nous donnons ci-dessus les dessins de quelques-uns de ces appareils. — Ils sont tous décrits dans les *Applications méd.-chir. du caoutchouc vulc.* H. Galante. Paris, 1867.

Appareils tubulaires réfrigérants à circulation d'eau, de H. Galante. (1868.)

Bonnet et sachet réfrigérants. — Nous inspirant du procédé indiqué par M. le docteur Petitgand, nous construisîmes, en 1868, divers appareils; employant des tubes excessivement minces, dont les spires, très rapprochées les unes des autres,

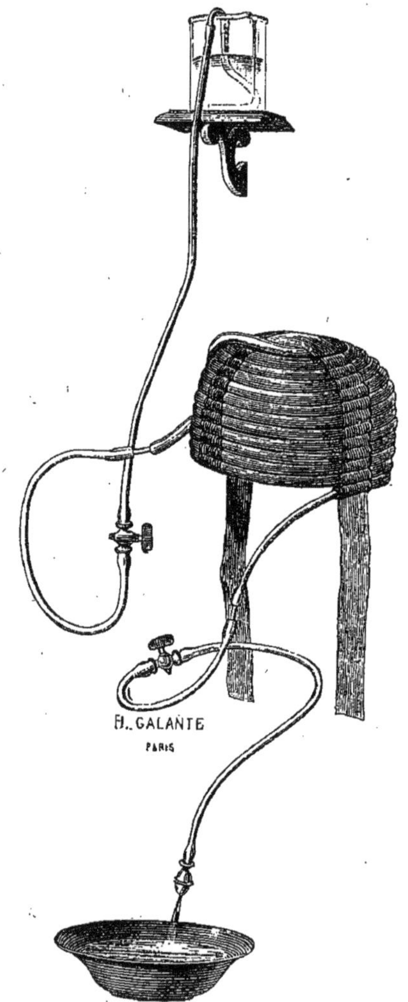

Fig. 14. — Bonnet réfrigérant de Galante (1).

(1) M. le docteur Spencer Wells se sert, pour combattre l'hyperthermie consécutive aux opérations, d'un bonnet à glace semblable au nôtre, comme on peut en juger par la description suivante, empruntée à une communication faite récemment à la Société de médecine pratique, par M. le docteur Brochin.

. . . .

. . . . Ce bonnet, imaginé par M. le docteur Spencer Wells, est formé d'un long tube en caoutchouc disposé en spirale, et pouvant ainsi coiffer la tête très exactement. L'une des extrémités de ce tube plonge dans un seau plein de glace placé au-dessus du lit de la malade et l'autre dans une récipient quelconque placé au-dessous du lit. . . . .

. . . .

sont soudées sur deux bandes de caoutchouc inex-

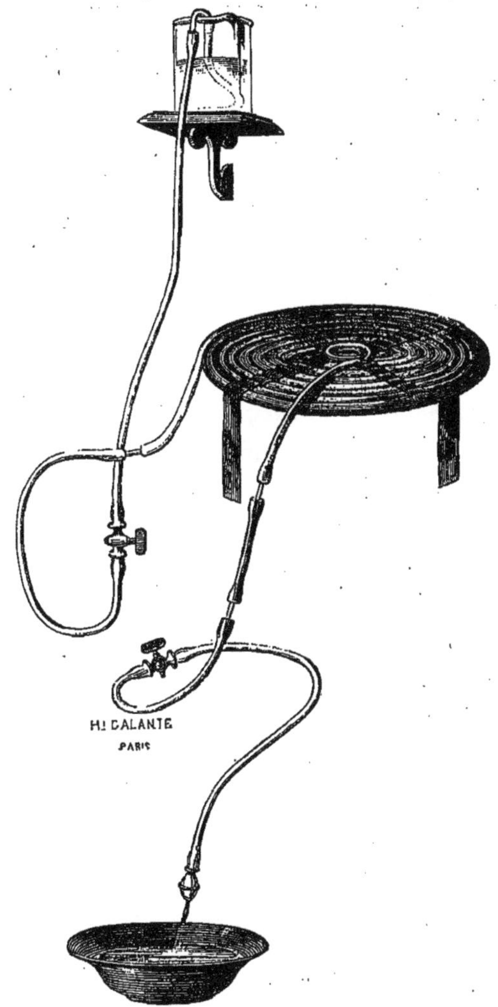

Fig. 15. — Sachet réfrigérant de Galante.

tensible disposées en croix, de façon à former un ensemble dont les parties sont solidaires.

Comparés à ceux de M. le docteur Petitgand, ces appareils présentent des différences essentielles :

1° Ils ont une forme fixe, déterminée, ce qui évite l'application longue, laborieuse et un peu compliquée dont M. le docteur Petitgand donne l'indication dans son mémoire en partie reproduit plus haut ;

2° L'excessive ténuité de la paroi du tube que nous avons adopté pour la construction de ces appareils, rend plus sensibles à l'impression de la température du liquide en circulation les parties sur lesquelles ils sont appliqués.

Les fig. 14 et 15 représentent nos modèles de *bonnet* et de *sachet tubulaires ;* elles montrent clairement la disposition des tubes afférents et efférents en rapport avec l'appareil.

La couche d'eau est bien uniformément répartie, le poids est relativement minime, et enfin le renouvellement de l'eau s'effectue avec la plus grande exactitude. Pour modifier la rapidité du courant d'eau circulant dans ces appareils, il suffit de manœuvrer les robinets. Il convient d'en régler le jeu de telle sorte que le robinet du tube de décharge livre passage à une quantité d'eau égale à celle que laisse passer le robinet du tube d'apport.

Ces appareils sont en résumé des siphons (formés par un tube de caoutchouc) dont la longue branche prend sur un point donné de son trajet une forme appropriée aux régions avec lesquelles elle doit être en contact.

Sac à glace intra-vaginal de M. le docteur Beni-Barde (1872). (Modèle Galante.)

Cet appareil (fig. 16 et 17), que nous avons construit pour M. le docteur Beni-Barde, est formé d'une tige centrale métallique, terminée d'un côté par un embout en vulcanite E, de l'autre par un bouton B. Une enveloppe en caoutchouc mince est fixée, en deux points, sur cette tige :

1° Immédiatement au-dessous de l'embout;

2° Au niveau de la courbure que présente cette tige, un peu avant son extrémité inférieure.

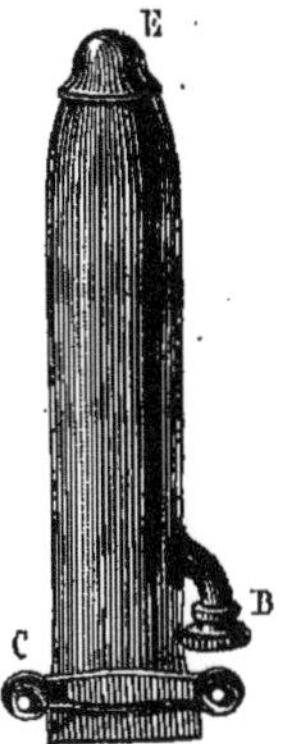

Fig. 16. — Sac intra-vaginal de M. le docteur Beni-Barde.

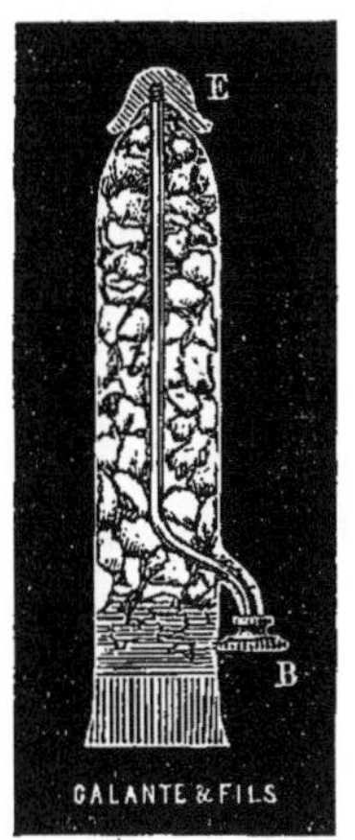

Fig. 17. — Coupe de l'appareil ci-contre.

L'enveloppe est largement ouverte; les fragments de glace peuvent y être facilement introduits. La fermeture de l'appareil est obtenue à l'aide d'un clamp C analogue à celui des sacs du docteur Chapmann.

La tige centrale maintenant exactement l'enveloppe dans l'axe de l'embout et fournissant un point d'appui en B, l'introduction de l'appareil est facile.

Appareils de M. le docteur Cauty, de Liverpool (1874).

M. le docteur Cauty a imaginé des appareils destinés à maintenir sur diverses régions, notamment le cou et l'abdomen, de la chaleur humide durant un temps relativement long.

Dans ce but, il a fait construire des appareils composés d'une poche en caoutchouc moulé, de forme convenable pour s'appliquer sur l'une des parties indiquées plus haut. La face de ces poches qui doit être en rapport avec la peau est garnie d'une couche de *sponge-pilling*.

On applique ces appareils après les avoir plongés dans l'eau tiède, de façon à déterminer l'imbibition complète du *sponge-pilling* et avoir rempli la poche d'eau chaude.

La température et l'état humide du *sponge-pilling* sont maintenus grâce à l'eau chaude contenue dans le sac, laquelle s'oppose à l'évaporation en même temps qu'elle entretient la température primitivement donnée à la couche humide appliquée.

Monocle élastique inévaporant de M. le docteur Maurel, médecin de 1re classe de la marine (1877). (Modèle Galante.)

Bien qu'il diffère très sensiblement par sa construction des modèles décrits dans cette note, cet appareil

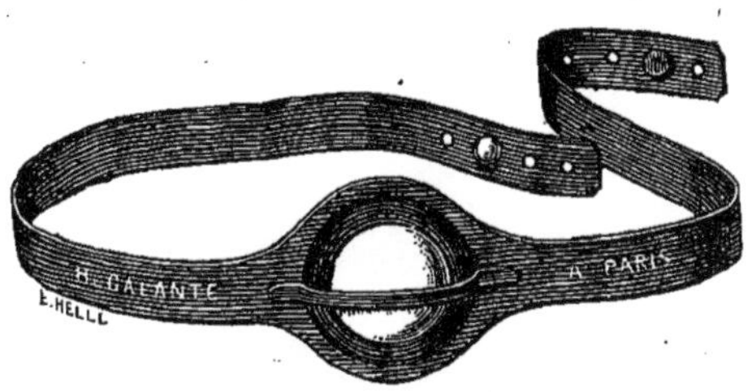

Fig. 18. — Monocle élastique inévaporant de M. le docteur Maurel.

trouve ici sa place, en raison de l'une des indications qu'il remplit.

Dès 1873, nous avions constaté les heureux résultats que l'on peut obtenir par des applications émollientes ou médicamenteuses, dans de nombreuses affections des yeux, à la condition que ces applications fussent maintenues à un degré constant d'humidité et à peu près de température.

. . . .

Le monocle élastique inévaporant est destiné à maintenir sur l'œil des pansements humides, simplement émollients ou médicamenteux, et à s'opposer à leur rapide dessèchement, tout en permettant aux malades de vaquer à leurs occupations.

. . . .

. . . .

De plus, ce petit appareil, grâce à la double élasticité du caoutchouc et de l'éponge mouillée, présente l'avantage de permettre une compression douce, régulière, constante et graduée.

Il se compose (fig. 18) :

1° D'une bande de caoutchouc faisant le tour de la tête et

dans laquelle se trouve enchâssé un verre de montre mobile et par conséquent facile à lever ou à remplacer.

La transparence du verre de montre, sur la face interne duquel se condensera en gouttelettes la vapeur du liquide employé, permettra de surveiller et de graduer le degré d'humectation de l'éponge. De plus, le verre s'opposera d'une façon très efficace à l'évaporation, et d'une manière très suffisante au refroidissement.

2° D'une éponge ayant la dimension et la forme du verre de

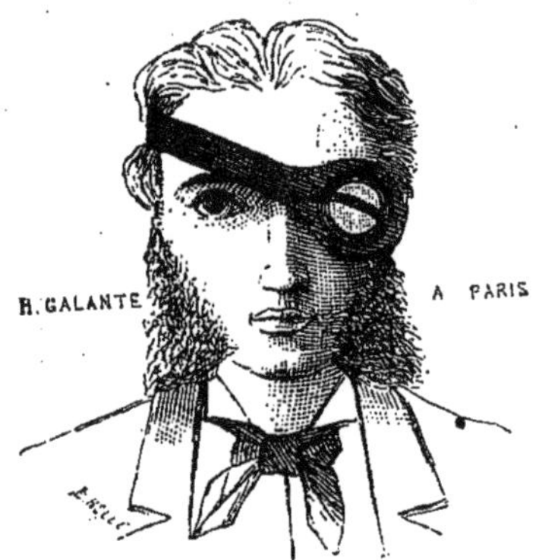

Fig. 19. — Monocle appliqué.

montre, et taillée de telle manière que, mouillée, elle ait 5 millimètres d'un côté et 15 millimètres du côté opposé.

3° D'un disque de linge un peu plus grand que l'éponge et ayant de quatre à huit doubles fixés entre eux par un point de couture.

Le disque de linge se place directement sur l'œil. L'éponge vient ensuite, en ayant soin de la mouiller d'avance, de placer le côté mince en bas et de faire appuyer le côté opposé sur le bord supérieur de l'orbite. Le tout est maintenu en place par le verre de montre enchâssé dans la bande de caoutchouc, à laquelle on donne une tension variable, selon que l'on veut obtenir un effet compressif ou contentif (fig. 19).

. . . .

. . . .

(Docteur Maurel. — *Bulletin général de thérapeutique*, 30 novembre 1878.)

Appareil à courant d'eau de M. le docteur François Franck, pour élever ou abaisser la température des animaux. — Présenté à la Société de biologie (1878).

Voici la description de cet appareil, que nous avons construit sur les indications de M. le docteur Franck :

. . . .

L'appareil employé pour échauffer ou refroidir de petits animaux dans le but de comparer les réactions nerveuses dans des conditions de température différentes, est formé d'un manchon de caoutchouc à double paroi.

On fait circuler un courant d'eau, qui forme entre les deux

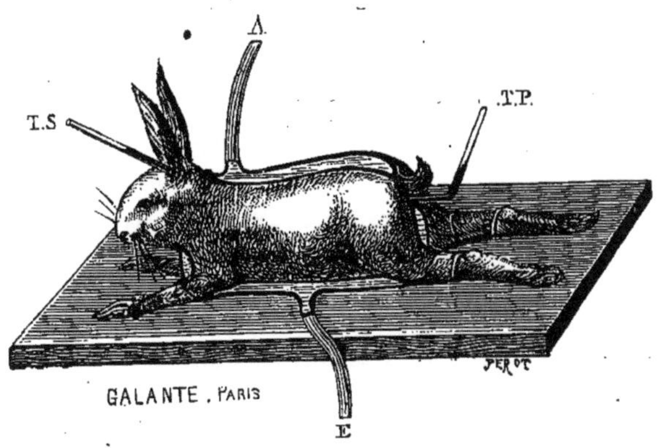

Fig. 20. — Lapin enveloppé de l'appareil réfrigérant de M. le docteur F. Franck.

parois et autour du corps de l'animal une couche qui l'enveloppe complètement, sauf le cou, la tête et les pattes.

Les deux parois sont soudées l'une à l'autre au niveau des orifices par lesquels passent le cou, la tête, les pattes et la queue.

Par l'orifice caudal, on introduit dans le rectum un thermomètre qui reste en place pendant toute la durée de l'expérience, et qui indique les variations de la température centrale, tandis qu'un second thermomètre, fixé dans l'oreille avec un tampon de ouate, donne la température superficielle. . . . .

. . . .

A l'aide du même appareil, j'ai pu étudier les conditions de la mort chez les animaux respirant de l'air chaud, de l'air sec et humide. . . . .

. . . .

Docteur François Franck.

Récemment, M. le docteur F. Franck nous a fait apporter quelques modifications au modèle primitif de son appareil. Les deux parois du manchon en caoutchouc sont réunies de façon à former des compartiments communiquant aisément entre eux; cette disposition permet de diminuer, dans une mesure suffisante pour les applications sur les animaux, les mauvaises conditions de la répartition et du renouvellement de l'eau dans les appareils à double paroi.

Appareil de réfrigération de M. le docteur E. Clément, de Lyon (1878).

Nous empruntons au Compte rendu de la VIIe session (Paris, 1878) de l'Association française pour l'avancement des sciences, la description que donne M. le docteur Clément de l'appareil qu'il a imaginé dans le but de remplacer les bains froids, dans le traitement de la fièvre typhoïde par la méthode de Brand.

. . . .

Description de l'appareil. — Il se compose d'une ceinture à double paroi en caoutchouc vulcanisé, qui doit être assez longue pour envelopper complètement le tronc, et assez large pour couvrir la partie inférieure du thorax, l'abdomen, et pour descendre au-devant des cuisses jusqu'au niveau où les vaisseaux fémoraux sont superficiels. En arrière, elle doit recouvrir toute la région fessière.

. . . .

Les extrémités de la ceinture sont ramenées au-devant de l'abdomen et maintenues affrontées à l'aide de courroies. Quatre tubes de caoutchouc font communiquer la cavité de la ceinture avec l'extérieur. Deux tubes, placés au bord supérieur, sont adaptés comme des siphons à un baquet posé au-dessus du plan du lit; ils conduisent l'eau dans l'intérieur de la ceinture. Les deux autres, insérés au bord inférieur, servent à décharger l'appareil. Tous ces tubes sont munis de robinets réglant l'apport et la décharge.

. . . .

. . . .

(*Compte rendu* de l'Association française pour l'avancement des sciences. — Paris, 1878.)

Bonnet tubulaire réfrigérant de M. le docteur Soulier, de Lyon (1878). (Modèle Galante.)

Nous avons, sur les indications de M. le docteur Soulier, apporté à notre bonnet réfrigérant la modification suivante : le tube efférent, au lieu de quitter l'appareil à la dernière spire formant le bord inférieur du bonnet, est disposé de façon à présenter une sorte de coussinet prolongeant postérieurement la calotte et correspondant à la nuque. La circulation de l'eau se fait dans ce modèle comme dans le bonnet réfrigérant (page 21, fig. 14).

Appareils réfrigérateurs tubulaires
de MM. le docteur Dumontpallier et Galante.

Au mois d'août 1879, M. le docteur Dumontpallier nous ayant entretenu de son désir d'obtenir un appareil de réfrigération pouvant être utilisé dans le traitement de la fièvre typhoïde et des maladies hyperthermiques, nous nous proposâmes de réaliser un modèle remplissant les indications suivantes :

1° Application sur toute l'étendue de la surface du corps d'une couche d'eau uniformément répartie, et dans des conditions telles, que le renouvellement facultatif de cette eau s'effectue d'une façon exacte et régulière, et puisse être réglé, selon les besoins, de manière à maintenir l'appareil, pendant un temps déterminé, à une température donnée ou à le faire varier;

2° Légèreté de l'appareil en fonction. — Que celle-ci soit assez grande pour que le malade puisse le supporter sans fatigue durant un temps indéterminé ;

3° Mise en place simple, facile et prompte de l'appareil.

L'énoncé des conditions réclamées de cet appareil suffira à montrer qu'il ne pouvait être réalisé pratiquement que par l'adaptation à un dispositif convenable des avantages caractérisant, selon nous, les appareils du second genre que nous avons précédemment décrits sous le nom d'*appareils tubulaires*.

Après quelques études préalables relatives à des détails de technique, nous fûmes en mesure de soumettre à M. le docteur Dumontpallier la *couverture réfrigérante* (fig. 23), qui fut installée dans son service à l'hôpital de la Pitié, au mois de septembre 1879.

COUVERTURE RÉFRIGÉRANTE. — L'ensemble de cet appareil se compose de deux parties distinctes :

1° *La couverture ;*

2° *L'appareil de distribution.*

La *couverture* est formée d'un tube de caoutchouc mesurant 80 mètres de longueur, replié cinquante-deux

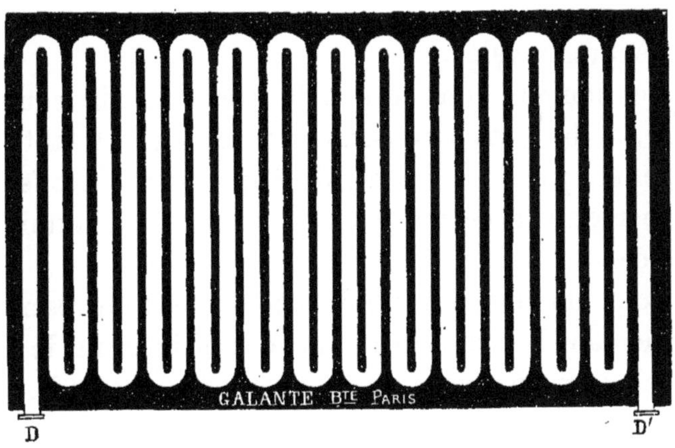

Fig. 21. — Schéma de la disposition du tube constituant l'appareil.

fois sur lui-même et engainé entre deux parois de toile réunies par des piqûres (fig. 21).

Les deux extrémités de ce tube D D', munies de raccords métalliques, sont apparentes aux deux angles inférieurs de la couverture, qui mesure 1 mètre 55 centimètres de hauteur sur 1 mètre 10 centimètres de largeur.

La capacité de ce tube, dont le diamètre intérieur est de 10 millimètres, est de 6 décimètres cubes. Ce volume correspond par conséquent à 6 litres d'eau, soit à un poids de 6 kilogrammes.

La petite quantité d'eau que contient le système, condition essentiellement favorable au point de vue de la légèreté relative de l'appareil, pourrait faire douter de l'efficacité de son action réfrigérante.

Il est vrai que, comparée à la surface de cette couverture, la masse d'eau qu'elle renferme est très minime ; mais elle est très également répartie et très exactement renouvelée.

Le liquide, considéré à la sortie de la couverture, a bien rigoureusement parcouru la totalité du tube et, par conséquent, de l'appareil; il a effectué ce parcours avec une vitesse constante, déterminée, réglée.

Pour une température donnée de l'eau du réservoir alimentant la couverture, l'action réfrigérante de l'appareil sera en raison de la vitesse du courant liquide qui le traverse.

En résumé, pour obtenir l'application aisée et la légèreté relative de l'appareil, nous avons réduit au minimum sa capacité ; aussi devenait-il intéressant d'annexer à la couverture une sorte d'appareil complémentaire simple, qui pût permettre de faire facilement varier l'écoulement du liquide et d'obtenir, durant la marche de l'appareil, des indications précises sur l'état de son fonctionnement.

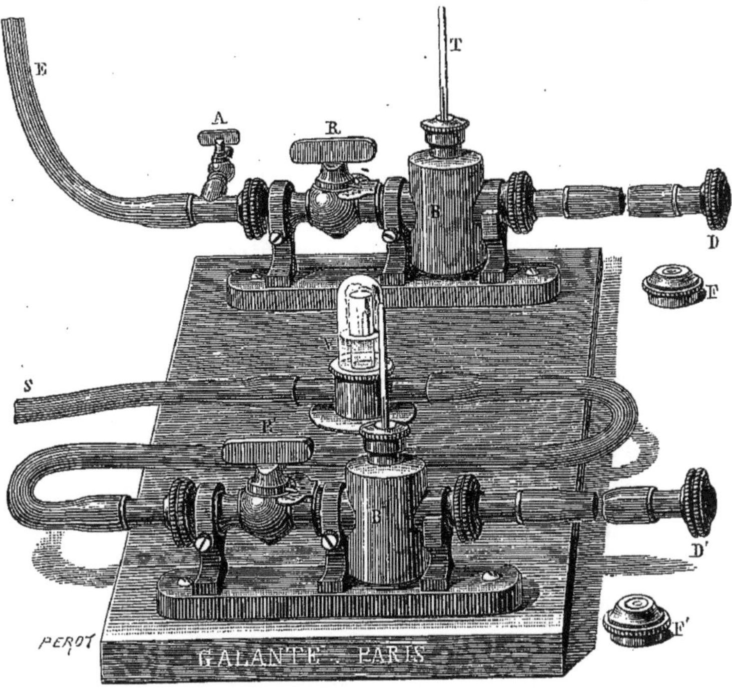

Fig. 22. — Appareil de distribution.

ENTRÉE DE L'EAU.	E	Tube venant du réservoir supérieur.
	A	Robinet servant à amorcer le siphon.
	R	Robinet d'entrée.
	B	Boîte recevant le thermomètre T (thermomètre d'entrée).
	D	Raccord s'adaptant à l'appareil réfrigérant proprement dit.
SORTIE DE L'EAU.	D'	Raccord s'adaptant comme le précédent à l'appareil.
	B'	Boîte recevant le thermomètre T (thermomètre de sortie).
	R'	Robinet de sortie.
	V	Regard.
	S	Tube conduisant au dehors, ou dans un vase quelconque, le liquide sortant de l'appareil réfrigérant.

Chacune des boîtes B et B' peut recevoir un manomètre.— F F' bouchons métalliques servant à fermer l'appareil réfrigérant lorsqu'on enlève les raccords D D'.

L'*appareil de distribution* (fig. 22) répond à ce desideratum. Il est placé entre le réservoir et la couverture. Il est composé de deux robinets R R' placés parallèlement; chacun d'eux est en rapport avec une boîte métallique B B' présentant un raccord destiné à recevoir le tube D allant à la couverture (côté de l'entrée), et le tube D' venant de la couverture (côté de la sortie).

Le robinet d'entrée se raccorde avec le tube E venant du réservoir supérieur ; et le robinet de sortie, avec le tube S destiné à conduire l'eau utilisée dans un vase quelconque.

Immédiatement après avoir franchi le robinet de sortie R', cette eau traverse une sorte de regard V formé par une petite cloche en cristal, qui donne la possibilité de s'assurer constamment de la régularité de l'écoulement de l'eau à travers l'ensemble de l'appareil.

Chacune des deux boîtes métalliques B B' qui font suite aux robinets est disposée pour recevoir un thermomètre. Les cuvettes de ces deux thermomètres (*thermomètre d'entrée* T, *thermomètre de sortie* T') plongent dans l'eau perpendiculairement à la direction du courant.

Les boîtes des appareils de distribution employées pour les premières applications de ces couvertures étaient disposées pour recevoir, en outre du thermomètre, un manomètre.

On est, avec cette disposition, à même de relever rapidement à l'entrée et à la sortie de l'appareil des indications thermométriques et manométriques, d'apprécier le degré d'ouverture de chacun des robinets, et de noter simultanément les températures axillaire et rectale du malade soumis à l'action réfrigérante de la couverture.

L'appareil jouit d'une grande sensibilité : lorsqu'on modifie l'ouverture de l'un ou de l'autre des robinets, ou des deux simultanément, dans un sens ou dans l'autre, on voit presque immédiatement se produire des variations thermométriques, conséquence des modifications apportées à l'écoulement du liquide.

Le poids du malade enveloppé dans cette couverture n'exerce aucune influence sur l'écoulement du liquide, qui s'effectue dans d'excellentes conditions de régularité.

Nous nous sommes déjà expliqués sur ce point (1), que nous avons été les premiers à mettre en évidence, en 1868 (voir, page 21, notre *bonnet réfrigérant*).

MODE D'EMPLOI

La *couverture réfrigérante* (fig. 23), étant disposée sur le lit, le malade est étendu sur l'appareil, le bord supérieur de la *couverture* correspondant aux aisselles.

Le malade étant placé sur le côté de la *couverture,* près de l'un de ses bords, lorsqu'on l'enveloppe, les deux bords latéraux de l'appareil doivent se rencontrer à côté de lui, parallèlement à l'axe de son corps. — Si le malade était couché juste au milieu de la *couverture,* les deux bords ramenés sur lui détermineraient, en chevauchant par endroit, une augmentation en ces points du poids de l'appareil.

La réunion latérale de la *couverture* met à l'abri de

(1) Voir page 8

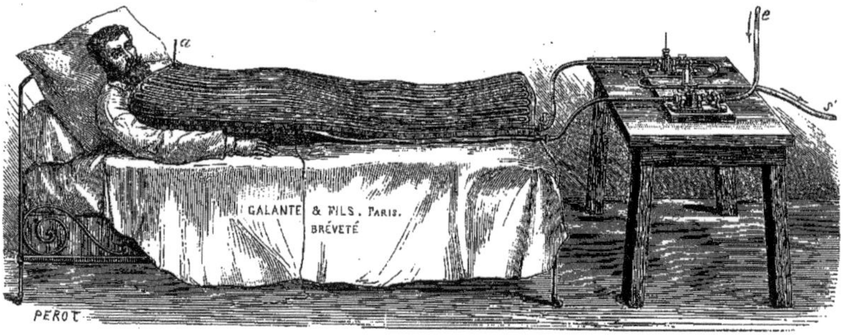

Fig. 23. — Couverture réfrigérante appliquée et reliée à l'appareil de distribution.

cet inconvénient, et, en outre, assure, sur toute la surface antérieure du corps, une application très exacte et d'autant plus efficace qu'elle ne présente aucune solution de continuité.

Les bords longitudinaux de la *couverture* sont munis d'œillets-crochets qui permettent de les tenir affrontés sur toute leur longueur ou seulement au niveau des points où l'appareil pourrait avoir des tendances au déplacement par suite des mouvements du malade.

La couverture étant placée au-dessous des aisselles, l'application d'un thermomètre dans la cavité axillaire est facilement obtenue ; le thermomètre est maintenu en place à l'aide d'un simple bandage.

Dans le cas où les bras sont compris dans la *couverture,* on pratique en un point convenable de celle-ci, dans l'intervalle de deux tubes, une boutonnière à travers laquelle on engage la tige du thermomètre, de telle façon que la cuvette soit bien exactement en rapport avec le creux axillaire.

La *couverture réfrigérante* est reliée par les tubes E' S à l'*appareil de distribution* qui, muni de ses thermomètres, est posé sur une table ou un meuble quelconque, placé aussi près que possible de la partie inférieure du lit.

Supposons les robinets fermés. Au raccord du *robinet d'arrivée* on adapte le tube servant à l'alimentation, tandis que l'autre extrémité plonge dans le réservoir supérieur.

Une hauteur d'eau d'environ 1^{m}, 50 cent. est plus que suffisante pour un débit de 90 litres d'eau par heure, les robinets étant au maximum d'ouverture.

Le tube d'émission S', auquel on peut donner une longueur quelconque, plongera dans un seau placé près du lit, ou conduira l'eau sortant de l'appareil dans une pièce voisine (cabinet de toilette, salle de bains, office, cuisine, etc.), d'où il sera possible de la déverser immédiatement dehors.

Tout étant ainsi disposé, on amorce le siphon par le robinet A qu'on ferme aussitôt, puis on ouvre complètement les deux robinets RR'.

Après quelques instants on voit l'eau entrer en mouvement sous la cloche du regard R.

L'appareil fonctionne.

Les thermomètres d'entrée et de sortie prennent chacun un niveau, qu'ils n'abandonnent que sous des influences déterminées d'avance — (vitesse de l'écoulement, température de l'eau d'alimentation, état thermique du malade) — ou accidentelles. — La cause de ces dernières sera toujours facilement trouvée.

On règlera l'ouverture des robinets qui doivent, dans la grande majorité des cas, marcher parallèlement ; pour activer ou ralentir l'action réfrigérante de l'appareil, on pourra suspendre pendant un temps déterminé l'écoulement du liquide, pour le reprendre ensuite d'après les indications fournies par les thermomètres.

On sera toujours certain que l'appareil fonctionne régulièrement lorsqu'on verra l'eau traverser le regard.

L'*appareil de distribution* est applicable à tous les appareils réfrigérants à double courant.

Dans le service de M. le docteur Dumontpallier à l'hôpital de la Pitié, il a été mis en rapport avec la *ceinture* de M. le docteur Clément, — les *appareils* du docteur Petitgand, et enfin avec notre *bonnet réfrigérant*.

Nous avons construit sur le principe de la couverture que nous venons de décrire plusieurs enveloppes tubulaires de dimensions variées :

Ceinture réfrigérante (thoraco-abdominale). — La ceinture ne diffère de la couverture précédemment

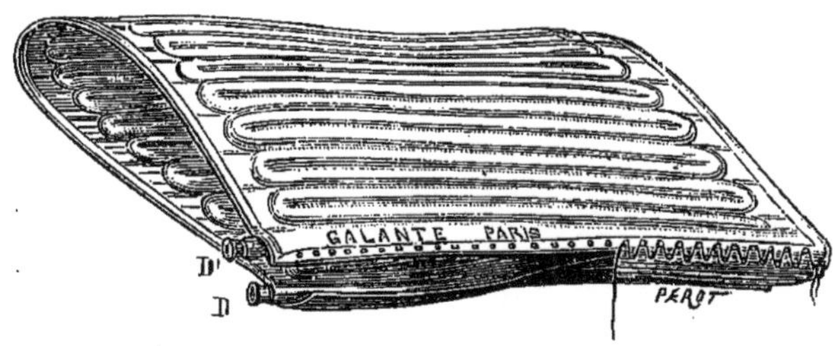

Fig. 24. — Ceinture réfrigérante (thoraco-abdominale).

décrite que par ses dimensions. — Elle mesure 115 centimètres de large sur 60 centimètres de hauteur. Appliquée sur un sujet de taille ordinaire, elle peut envelopper le tronc, depuis les aisselles jusqu'à la naissance des cuisses. Comme la couverture, la ceinture est reliée, par des tubes de longueur convenable, à l'appareil de distribution (fig. 22). (Voir, fig. 25, la ceinture appliquée.)

Tout ce que nous avons dit plus haut touchant le fonctionnement, le mode d'emploi, etc., de la *couverture* est absolument applicable à la *ceinture, — l'action de cette dernière, malgré ses dimensions beaucoup moindres, est tout à fait comparable à celle obtenue avec la couverture.*

Examinons comment fournir à l'appareil la quantité d'eau nécessaire à son fonctionnement régulier ?

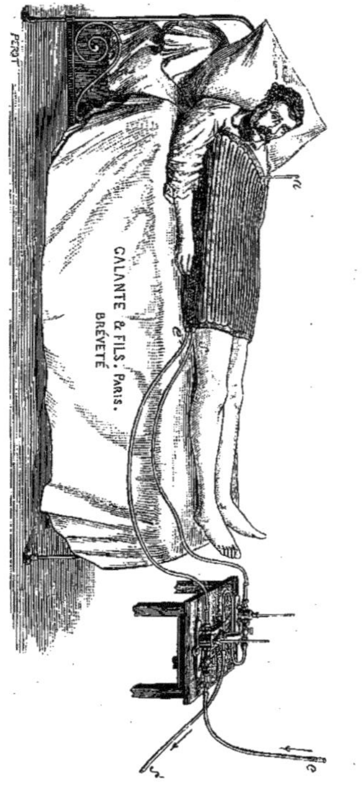

Fig. 25. — Ceinture réfrigérante appliquée et reliée à l'appareil de distribution.

a Thermomètre axillaire.

e, e' Tube d'apport de l'eau courante dont la température est accusée par le thermomètre du robinet d'entrée.

s, s' Tube de décharge de l'eau qui revient de la ceinture et dont la température est accusée par le thermomètre du robinet de sortie.

Premier procédé. — Dans les maisons où le service des eaux arrive sous pression à tous les étages, il semble tout naturel, au moyen d'un tube de caoutchouc suffisamment résistant, de relier le robinet de prise avec le robinet d'entrée de notre appareil de distribution. — Ce procédé présente plusieurs inconvénients : en effet, il peut y avoir des intermittences dans le débit du robinet de prise, la pression peut varier, et enfin il peut se présenter des circonstances où il serait difficile de conduire l'eau du robinet de prise jusque dans la chambre où se trouve le malade.

Deuxième procédé. — Le second procédé, plus régulier pour le fonctionnement de l'appareil, consisterait à faire arriver l'eau du robinet de prise dans un récipient placé dans la chambre du malade, et ce récipient, situé à $1^{m},50$ au-dessus du plan sur lequel repose le malade, fournirait, au moyen d'un siphon ordinaire, l'eau nécessaire au robinet d'entrée de notre appareil.

Ce procédé aurait l'avantage, sous une pression égale, d'assurer un débit régulier et continu; mais il présenterait encore, dans certaines circonstances, la difficulté de relier directement le robinet de prise au réservoir de la chambre.

Enfin, ces deux procédés nécessiteraient une prise d'eau assez considérable, puisque l'appareil réfrigérateur dépense en moyenne 1 litre 1/2 à 2 litres à la minute, c'est-à-dire 90 litres à 120 litres à l'heure.

Certes, ces inconvénients ne constitueraient que des objections secondaires quand on considère le but utile de l'appareil.

Il importait donc, pour rendre pratique la méthode thérapeutique du refroidissement du corps humain, de chercher un procédé d'alimenter l'appareil qui pût être réalisable en tous endroits, à tous les étages et qui ne nécessitât pas une dépense d'eau considérable, tout en fournissant une quantité d'eau inépuisable et un débit régulier et continu, sous pression constante.

Troisième procédé. — Ce dernier procédé est simple :

En quelque endroit que se trouve le malade, il sera toujours possible de disposer dans sa chambre :

1° Un récipient supérieur A de 150 litres, placé à $1^{m},50$ du plan du lit sur lequel est placé le malade ;

2° Un récipient inférieur B, de 120 litres, qui reposera sur le plancher de la même chambre.

Le réservoir A, au moyen d'un siphon, alimentera régulièrement, et sous pression constante, le robinet d'entrée de notre appareil de distribution.

Quant au robinet de sortie de notre appareil, il déversera, dans le réservoir B, l'eau courante, qui aura traversé la ceinture réfrigérante ; et, toutes les heures, il suffira, avec une petite pompe, de charger le récipient A avec l'eau du récipient B.

Remarquons que la moins grande capacité du réservoir B assurera la recharge régulière, toutes les heures, du réservoir A, et que, de la sorte, il ne pourra y avoir d'interruption dans le fonctionnement du siphon et de l'appareil réfrigérateur.

Dans le cas où, après douze ou vingt-quatre heures, l'eau des réservoirs aurait acquis une température qui rendrait insuffisante son action réfrigérante, il serait facile de refroidir l'eau de l'un des réservoirs avec de la glace ou avec de l'eau prise en dehors de la chambre.

Notons, en effet, ainsi que M. Dumontpallier l'a mentionné dans sa communication à l'Académie de médecine, qu'il n'est pas nécessaire d'agir avec de l'eau *très froide*, mais avec une *eau courante* dont la température, suivant les degrés de l'hyperthermie morbide, pourra varier entre 10° et 20° centigrades.

Il n'est pas besoin d'insister pour faire ressortir les avantages pratiques économiques de ce dernier procédé d'alimentation de l'appareil réfrigérateur.

Il convient, lorsque la ceinture est en fonction, de la couvrir d'une couverture de laine, afin de soustraire l'eau en circulation à l'influence de la température du milieu. Cette précaution, qui ne doit pas être négligée, — qu'on emploie de l'eau froide ou chaude, — augmente l'action de l'appareil.

La ceinture peut fonctionner avec de l'eau chaude dans le cas où l'application d'une température élevée est indiquée.

Société de Biologie. Séances des 6 et 27 décembre 1879, 13 mars 1880.

Académie de médecine. Séances des 2 et 7 mars 1880.

Société médicale des hôpitaux. Séance du 11 mars 1880.

Gazette des hôpitaux. 20 décembre 1879.

Gazette hebdomadaire de médecine et de chirurgie. 5 et 12 mars 1880.

Coussins réfrigérants. — Le modèle fig. 26 présente des dimensions moindres que les deux précé-

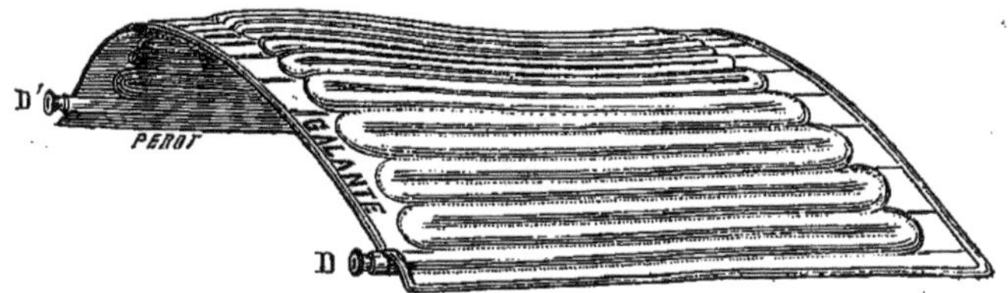

Fig. 26. — Coussin réfrigérant.

dents. Il peut être employé en vue d'applications diverses : face antérieure du tronc, face postérieure, enveloppement d'un membre, etc.

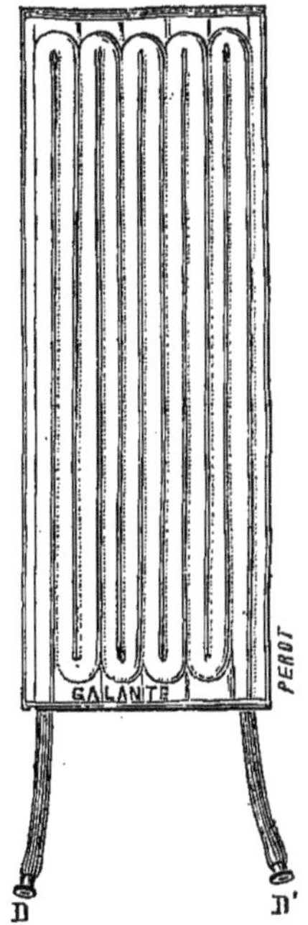

Fig. 27. — Coussin réfrigérant.

La figure 27 représente un coussin de forme rectangulaire, surtout destiné à être mis en rapport avec la colonne vertébrale. — Il peut également être placé sous la nuque ou sur telle région qu'il conviendra. — Ces coussins fonctionnent comme les modèles décrits plus haut.

On conçoit facilement que les formes et les dimensions de ces appareils peuvent varier suivant les cas, les sujets, etc. Nous nous bornerons donc à la description des quelques modèles que nous venons de montrer.

Appareils conjugués. — Deux ou plusieurs de ces

appareils peuvent être appliqués sur des régions différentes et réunis de façon à fonctionner simultanément sous le régime d'un courant d'eau unique.

Prenons, par exemple, l'emploi simultané des deux coussins réfrigérants représentés figures 26 et 27.

Le premier, B, en rapport avec le rachis; le second, A, placé sur la partie antérieure du tronc. — La figure 28 montre comment ils peuvent être réunis; l'eau, arrivant par le tube *e*, parcourra le coussin B, pour se rendre ensuite dans le coussin A, qu'elle traversera pour sortir en *s*. — Les tubes *e* et *s* sont en rapport avec l'appareil de distribution.

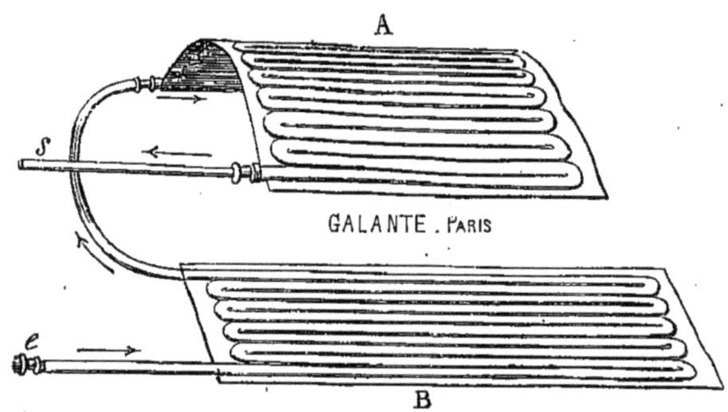

Fig. 28. — Coussins réfrigérants conjugués.

On peut conjuguer de la même façon la ceinture ou la couverture avec le bonnet; — bref, cette disposition peut être adoptée dans nombre de cas.

ÉTUDE EXPÉRIMENTALE

SUR LE

REFROIDISSEMENT DU CORPS HUMAIN

AU MOYEN DE L'APPAREIL RÉFRIGÉRATEUR
DE MM. DUMONTPALLIER ET GALANTE

PAR

LE Dr DUMONTPALLIER

Médecin de la Pitié.

(Communication à l'Académie de médecine, mars 1880.)

Des circonstances indépendantes de ma volonté m'obligent à ne pas donner à la présente note tous les développements que comporte son sujet; toutefois j'ai lieu de croire que, malgré sa brièveté, cette communication offrira à l'Académie quelques renseignements dignes de sa bienveillante attention.

Depuis plusieurs années on s'est beaucoup occupé des hautes températures dans les maladies. Claude Bernard et Lorain, dans leurs ouvrages sur la chaleur animale, ont consacré d'importants chapitres à l'étude de l'hyperthermie. Brand (de Stettin) et Glénard (de Lyon) ont préconisé l'usage des bains froids dans le traitement de la fièvre typhoïde; nos honorables collègues, Maurice Raynaud, Blachez et Vallin, ont rapporté d'intéressantes observations de rhumatisme cérébral où l'usage des bains froids, toujours dans le but d'abaisser des températures morbides excessives, a paru conjurer un péril imminent.

Mon intention aujourd'hui n'est pas de m'occuper de la théorie de l'hyperthermie ni de discuter si la haute élévation de la température est toujours une complication grave de divers états morbides. L'expérience clinique pourra seule déterminer dans l'avenir les conditions générales et individuelles dans lesquelles il conviendra de combattre l'hyperthermie.

Mais, si cette élévation excessive de la température du corps humain exige d'être modifiée, on conviendra que la méthode de Brand, ainsi qu'elle a été pratiquée le plus souvent, n'est pas sans présenter quelques dangers. Telle est l'opinion d'observateurs attentifs et consciencieux qui, après avoir plongé les malades dans des bains froids à 20 et 16 degrés centigrades, ont constaté chez quelques-uns de ces malades l'existence de congestions pulmonaires persistantes, des pneumonies, des hémoptysies ou encore des péritonites et des hémorrhagies intestinales.

Serait-il téméraire de supposer que ces complications morbides étaient dues au refroidissement instantané de la surface du corps et au reflux subit du liquide sanguin de la périphérie du corps vers les cavités viscérales et les organes qu'elles renferment?

Quoi qu'il en soit de ces complications, de leur fréquence et de leur mode de production, je ne crois pas qu'on soit autorisé à nier d'une façon absolue l'utilité du refroidissement dans certaines maladies hyperthermiques; mais l'utilité de cette méthode thérapeutique, défendue par Claude Bernard, Lorain, Liebermeister, Hirtz et Béhier, ne pourra être définitivement démontrée que le jour où l'on fera usage pour obtenir le refroidissement de procédés qui supprimeront toutes les craintes que la méthode de Brand avait inspirées et que l'expérience a justifiées.

Le problème à résoudre peut donc être posé dans les termes suivants : *Abaisser la température du corps humain d'une façon progressive, continue ou intermittente, par un procédé dont l'action soit scientifiquement mesurable à chaque moment de l'expérience thérapeutique, et cela sans exposer le malade à aucun danger.*

L'Académie jugera si nous avons résolu ce problème. Voici la description de l'appareil que nous avons mis en usage et les résultats de nos expériences sur l'homme sain et sur l'homme malade.

A. *Description de l'appareil réfrigérateur.* — Cet appareil se compose de deux parties :

1° Une enveloppe réfrigérante destinée à répartir uniformément sur la surface du corps une couche d'eau courante à une température déterminée. Cette enveloppe peut être réduite aux proportions d'une ceinture qui recouvre les régions du thorax et de l'abdomen. Elle est composée de deux pièces de toile, réunies par des piqûres, disposées de telle façon qu'un tube de caoutchouc de 40 mètres de longueur et de 1 centimètre de diamètre intérieur parcourt tous les espaces parallèles laissés libres entre les piqûres (1). Cette ceinture enveloppe le corps depuis les aisselles jusqu'aux aines et le courant d'eau n'est jamais interrompu, quel que soit le poids du sujet et quelques mouvements qu'il imprime à son corps. Du reste un petit appareil, placé sur le trajet des tubes, indiquerait la moindre modification du courant et permettrait immédiatement d'en rechercher la cause.

2° Un appareil, dit de distribution (2), muni de robinets gradués, est mis en communication avec les orifices d'entrée et de sortie de la ceinture réfrigérante. Les robinets permettent de régler la vitesse d'écoulement du liquide; et des thermomètres, convenablement disposés au voisinage de ces robinets, indiquent, à chaque moment de l'expérience, la température de l'eau courante à son entrée et à sa sortie de la ceinture réfrigérante.

L'expérience nous a appris que le thermomètre du robinet de sortie peut fournir des indications pratiques sur le degré d'abaissement de la température générale du sujet soumis à l'action de l'appareil réfrigérateur.

L'appareil est alimenté par un siphon qui plonge dans un réservoir situé à $1^{m},50$ au-dessus du plan sur lequel repose le malade.

Le thermomètre du robinet d'entrée donne la température de l'eau du réservoir.

(1) Page 32, fig. 21.
(2) Page 34, fig. 22.

B. *Fonctionnement de l'appareil.* — Les températures axillaire et rectale ayant été notées, on enveloppe le malade avec la ceinture et on le laisse dans son lit recouvert de ses couvertures. Les robinets alors sont ouverts et l'eau ne tarde pas à remplir tout l'appareil réfrigérateur. La rapidité du courant est telle que les thermomètres des robinets d'entrée et de sortie marquent d'abord une température à peu près égale; mais bientôt le thermomètre de sortie monte parce que l'eau de la ceinture emprunte de la chaleur au corps avec lequel elle est en contact. Puis progressivement le thermomètre de sortie descend, parce que la chaleur du corps est insuffisante à maintenir élevée la température de l'eau qui s'écoule avec une rapidité de 1 litre 80 centilitres à la minute. Dans un espace de temps qui varie suivant les malades entre quinze, vingt, vingt-cinq minutes, le thermomètre de sortie descend à 12 ou 11 degrés centigrades. A partir de ce moment, on peut affirmer que la *régulation thermique* du sujet est vaincue par le courant continu de l'eau froide, et, de dix minutes en dix minutes, on constate que la température s'abaisse de 1 à 2 dixièmes de degré dans l'aisselle et dans le rectum, et cela si régulièrement, qu'après une heure ou une heure et demie, à partir du moment où la régulation thermique a été vaincue, l'abaissement de la température générale du corps est de 1 degré à 1°,5 et 2 degrés centigrades.

Alors, si l'on ferme simultanément les robinets, on voit bientôt les deux thermomètres de l'appareil marquer une ascension parallèle, parce que le corps du malade cède de nouvelles quantités de chaleur à la ceinture et l'eau que celle-ci renferme tend à se mettre en équilibre de température avec la surface du corps. Cette ascension des thermomètres de l'appareil est régulière et progressive, mais les thermomètres placés dans le rectum et dans l'aisselle restent stationnaires pendant quinze, vingt, trente minutes. Quelquefois même on constate que le thermomètre du rectum continue à baisser pendant vingt, trente minutes et une heure, tandis que le thermomètre axillaire reste stationnaire ou a de la tendance à monter. Il est vraisemblable

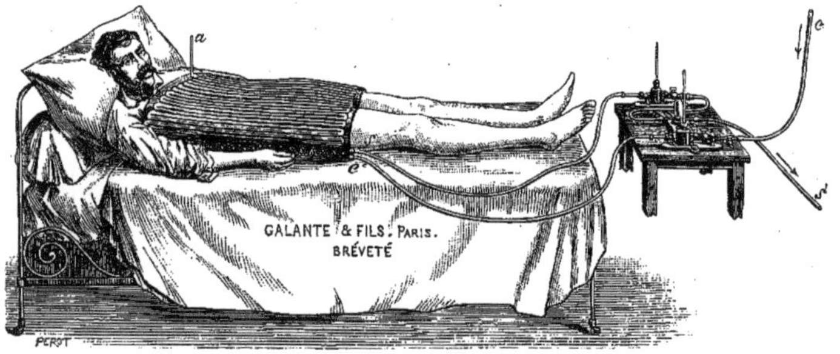

a Thermomètre axillaire.
e, e' Tube d'apport de l'eau courante dont la température est accusée par le thermomètre du robinet d'entrée.
s, s' Tube de décharge de l'eau qui revient de la ceinture et dont la température est accusée par le thermomètre du robinet de sortie.

que, dans ces derniers faits d'observation, la périphérie du corps emprunte de la chaleur aux parties centrales. Ces notions expérimentales peuvent être constatées par l'étude des tracés des tableaux VI, VII, VIII, X, XII, XIII, XIV et XXVIII, et elles démontrent que la régulation thermique varie suivant les différents sujets.

On peut diviser ces divers degrés de la régulation thermique en périodes descendante, horizontale et ascendante. Aussitôt que la période ascendante s'accuse, il suffit d'ouvrir complètement ou à moitié les robinets de l'appareil pour déterminer une nouvelle descente de la température. On peut donc, ainsi que je l'ai fait avec le concours de l'un des élèves du service qui a passé la nuit près d'un malade affecté de fièvre typhoïde, obtenir pendant vingt-quatre heures un tracé de la ligne descendante, horizontale et ascendante de la température du malade, et cela à volonté, par le jeu des robinets. (Voir le tableau XXVIII.) Ces faits sont faciles à constater sur ce tableau où nous avons indiqué, par les couleurs bleue et rouge la ligne de la température rectale, les temps d'ouverture et de fermeture complète ou incomplète des robinets. La ligne rouge continue indique la fermeture complète des robinets, et la ligne rouge pointée la fermeture incomplète de ces mêmes robinets. La ligne bleue marque l'ouverture des robinets.

Il est donc établi par ces expériences que, le malade restant dans son lit, on peut à volonté, pendant plusieurs heures, abaisser sa température générale et étudier la puissance de sa régulation thermique aux différents moments du jour et de la nuit. L'énoncé de cette proposition suffit pour montrer les avantages de notre appareil dans l'étude de la régulation thermique physiologique et pathologique et indiquer l'usage thérapeutique qui pourra en être fait.

Nous avons démontré expérimentalement que nous pouvions abaisser la température du corps humain d'une façon progressive, plus ou moins rapide, continue ou intermittente, par un procédé dont l'action est scientifiquement mesurable à chaque moment de l'expérience.

Il nous reste à établir que cela peut être obtenu sans

danger pour le malade : les phénomènes constatés pendant toute la durée des expériences ont une marche lente, progressive, qui est mesurée par le thermomètre rectal et par le thermomètre de sortie de l'appareil. L'abaissement de la température du corps se produisant lentement, progressivement, il n'y a guère à craindre des congestions violentes aiguës. Le sujet en expérience se plaint seulement, quand on l'interroge, d'une sensation de froid qui est accompagnée rarement d'un frisson passager. Le pouls diminue de force et de fréquence. Les malades typhiques ou varioleux que j'ai enveloppés avec la ceinture réfrigérante ont eu parfois un peu de toux, sans expectoration spéciale, et jamais je n'ai observé de signes de congestion pulmonaire persistante, jamais d'hémoptysie. Quelquefois les typhiques avaient une garde-robe liquide, peu abondante, pendant une expérience qui durait une ou plusieurs heures ; jamais de coliques, jamais de douleurs abdominales, jamais de vomissements ni d'envie de vomir. Je n'ai pas constaté de tendance au sommeil et aucun signe de congestion cérébrale ou oculaire, pas de bourdonnements d'oreille, aucun trouble de la sensibilité ni de la motilité. Le typhique qui est resté vingt-quatre heures dans l'appareil n'a pas eu plus de garde-robes qu'à l'ordinaire, et il a dormi d'un sommeil calme plusieurs heures de la nuit et sans rêvasseries. Quand il se plaignait du froid, on fermait les robinets de l'appareil, et les plaintes cessaient presque immédiatement.

Dans toutes nos expériences sur l'homme à l'état physiologique, et lors même que l'abaissement de température a été de 2°,8 dans l'aisselle et de 1°,9 dans le rectum, nous n'avons observé aucun accident, Quelquefois le sujet après l'expérience avait le besoin d'aller à la garde-robe ou urinait assez abondamment, 200 à 250 grammes d'urine peu colorée. Deux fois l'acide nitrique a déterminé une zone d'indigosine dans la partie inférieure du verre à expérience, mais jamais l'acide nitrique ni la chaleur n'ont donné de précipité albumineux. Il est donc vraisemblable qu'il n'y avait point pendant l'expérience de congestion prononcée des reins. Du reste jamais de douleur accusée du côté de ces organes.

Ai-je besoin de faire remarquer que, si l'observateur constatait pendant l'expérience un trouble important de différentes fonctions, il serait facile, en fermant les robinets, d'en arrêter l'aggravation? La ceinture réfrigérante étant abattue de chaque côté du corps, le sujet serait rapidement soustrait à l'action des deux tiers de la surface réfrigérante et ne tarderait pas à réchauffer l'autre tiers de cette ceinture sur lequel repose la partie postérieure de son corps.

Chez les malades soumis à l'action de notre appareil, l'expérience apprendra quelle doit être la température la plus favorable de l'eau du réservoir, suivant chaque cas particulier, et quelle doit être la durée de la continuité du courant d'eau suivant l'abaissement de température que l'on voudra obtenir.

Rappelons qu'avec la méthode de Brand on n'obtient guère qu'un abaissement de 1 degré à 1°,2 en plongeant les malades dans un bain à 20 ou 16 degrés centigrades pendant dix à vingt minutes ; tandis que, par un procédé plus humain et assurément plus pratique nous avons obtenu, sans sortir le malade de son lit et sans déterminer aucune complication morbide, un abaissement de température de 1 à 2 degrés centigrades dans le rectum.

Dans les observations de fièvre typhoïde où l'on a fait usage de la méthode de Brand, on a noté le retour à la température morbide initiale trois heures après la sortie du bain, si bien que, dans les cas les plus favorables, il était nécessaire de plonger au moins huit fois, par vingt-quatre heures, les malades dans le bain froid à 16 ou 20 degrés centigrades pour obtenir un abaissement intermittent de la température. Avec notre appareil on peut maintenir le malade à un degré de température déterminé en ouvrant ou en fermant les robinets suivant les indications fournies à chaque instant par les thermomètres en rapport avec le corps du malade ou dans certaines circonstances en consultant le thermomètre de sortie de l'appareil.

Il est juste de mentionner ici que le docteur Clément (de Lyon) et son élève M. Julliard ont fait usage (en 1878) de sacs à doubles parois, remplis d'eau courante pour abaisser la température des malades, et que M. le docteur François Franck, de Paris, a fait construire (en 1879) une enveloppe à doubles parois et à eau courante pour étudier l'action de la réfrigération sur les animaux; mais, sans vouloir faire la critique de ces appareils, je crois qu'il suffit de remarquer que dans les sacs le liquide réfrigérant est distribué en couches inégales et que l'eau est stagnante dans plusieurs parties de ces appareils, au moins pour le sac abdominal du docteur Clément que j'ai étudié expérimentalement. Enfin aucun expérimentateur n'avait eu la pensée de disposer un appareil additionnel qui permît, à chaque moment de l'expérience, de mesurer la température du liquide en contact médiat avec la surface du corps, et dès lors tout contrôle scientifique manquait pour mesurer les oscillations de température du liquide réfrigérant et la puissance calorifique des sujets en expérience.

Avec notre appareil, au contraire, grâce à sa disposition tubulaire, le refroidissement est également réparti sur toutes les surfaces avec lesquelles il est en contact et chacune des modifications de la température est indiquée, à tout moment de l'expérience, par les thermomètres d'entrée et de sortie. Je ne crois pas qu'il soit nécessaire d'insister longuement sur de tels avantages pratiques qui ont frappé du reste tous ceux qui ont vu fonctionner l'appareil.

Après avoir décrit notre appareil et donné une idée générale de ses avantages pratiques, il me reste à exposer les résultats des principales expériences, résultats qui ont été consignés dans des tableaux, où se trouvent inscrites les températures des différentes parties du corps, les températures des robinets d'entrée et de sortie de l'appareil, la durée de chacune des expériences et la marche des phénomènes, observés de cinq minutes en cinq minutes ou de dix minutes en dix minutes. Dans cet exposé rapide je suivrai un ordre chronologique qui offrira le double avantage de montrer les différents résultats obtenus dans les expériences successives et comment j'ai été conduit à varier ces expériences pour étudier l'action de la réfrigération générale et des réfrigérations partielles sur la température générale (périphérique et centrale) chez l'homme en état de santé ou de maladie.

Sur le conseil de MM. Galante, auxquels nous avions confié la construction de cet appareil, nous avons eu recours à la disposition tubulaire, parce que cette disposition était la seule qui assurât une répartition égale du refroidissement sur la surface du corps et un écoulement rapide du liquide en circulation, et la seule aussi qui permît, sous une pression déterminée, de calculer le débit du liquide, d'en diminuer ou d'en arrêter facilement l'écoulement par le jeu des robinets.

L'appareil étant construit, il fallait d'abord établir expérimentalement que le courant du liquide ne serait point interrompu par le poids et les mouvements du sujet en expérience, que le corps reposât sur un plan résistant ou sur un plan dépressible. Toutes nos expériences, et elles sont aujourd'hui au nombre de quarante, nous autorisent à affirmer que le sujet reposant sur une table de bois ou sur un lit ordinaire, l'écoulement du liquide est toujours régulier; ce qui fut d'abord démontré par la mesure du débit du tube de décharge et plus tard par la disposition d'un petit appareil de cristal, dit *regard*, situé sur le parcours des tubes, lequel permet de voir, pendant toute la durée de l'expérience, la régularité du fonctionnement de l'appareil tubulaire.

Première série d'expériences.

La régularité de fonctionnement étant établie et la température du réservoir d'alimentation de l'appareil étant, dans la saison actuelle, de 8 à 10 degrés centigrades, nous avons étudié quelle était la puissance réfrigérante de l'appareil sur l'homme en état de santé ou de maladie.

Cette puissance fut bientôt démontrée par l'abaissement progressif des températures axillaire et rectale, abaissement qui, suivant les conditions expérimentales, varie de 1 à 2 degrés centigrades. Nous attachons surtout une grande importance à la constatation de la température du rectum, au moyen de thermomètres *à maximâ*, parce qu'elle est la seule qui nous semble mériter une confiance absolue.

Ces constatations, répétées dix, douze et quinze fois pour chacune de nos expériences, ne tardèrent pas à nous fournir les notions suivantes :

1° Après quinze à vingt-cinq minutes, à partir du début de l'expérience, la température du corps humain baisse assez régulièrement de un à deux dixièmes de degré de dix minutes en dix minutes, et, après une heure, une heure et demie, deux heures, on constate dans le rectum un abaissement qui progressivement atteint 1 ou 2 degrés centigrades.

2° Si l'on interrompt l'écoulement du liquide réfrigérant en fermant les robinets, l'abaissement acquis de la température du corps persiste pendant un terme variable suivant les sujets en expérience, soit dix minutes, une demi-heure, une heure. Quelquefois la température du rectum continue à baisser pendant une heure (voir tableau XIV). D'autres fois la température du rectum continuant à baisser, la température axillaire remonte plus ou moins lentement ou reste stationnaire (voir tableaux VI, VIII et X).

3° Des expériences faites sur l'homme sain et sur l'homme malade, il ressort que la régulation thermique physiologique est plus difficile à vaincre que la régulation thermique pathologique. C'est-à-dire que l'on refroidit plus facilement et plus rapidement l'homme malade que l'homme en état de santé.

4° La régulation thermique physiologique ou pathologique est presque toujours vaincue à partir du moment où le thermomètre de sortie de notre appareil marque 12 degrés centigrades, dans la saison d'hiver et avec un liquide réfrigérant à 8 ou 10 degrés.

Les résultats de cette première série d'expériences avaient été obtenus avec une couverture réfrigérante qui enveloppait tout le corps depuis les aisselles jusqu'aux pieds.

Deuxième série d'expériences.

Dans une seconde série d'expériences nous nous sommes proposé de rechercher si la réfrigération partielle de la surface du corps aurait quelque action sur la température générale. Alors nous avons fait disposer des appareils tubulaires qui nous permettaient de faire passer des courants d'eau sur la surface du crâne, sur la région occipito-rachidienne, sur chacun des membres supérieurs et inférieurs, sur les régions hépatique, splénique ou sur la surface antérieure de l'abdomen. Ces différents appareils étaient toujours en rapport avec l'appareil additionnel, dit de contrôle, qui porte les thermomètres. Ces expériences, au nombre de quatorze, nous ont fourni les renseignements suivants :

1° La température centrale (prise dans le rectum) n'est nullement modifiée par un courant d'eau de trois cents litres à 6 degrés centigrades traversant, en une heure quarante minutes, une calotte tubulaire qui recouvre le cuir chevelu (1). Mais la température du conduit auditif externe avait baissé de 1 degré 6 dixièmes à la fin de l'expérience. Il est donc vraisemblable que dans cette expérience il y a eu un abaissement notable de la température du cerveau et de ses enveloppes ; toutefois le sujet soumis à l'expérience n'a accusé aucun malaise et nous n'avons observé aucun trouble de la sensibilité sensorielle et générale, non plus aucun trouble de la motilité. La circulation et la respiration ont conservé leur régularité normale pendant toute la durée de l'expérience. Cette observation autoriserait donc l'emploi thérapeutique de la réfrigération du cuir chevelu dans certaines affections cérébrales, sans que l'on eût à craindre des troubles sérieux dans les grandes fonctions auxquelles préside le centre bulbaire.

2° La réfrigération d'un membre supérieur ou inférieur (2) (déterminant un abaissement de température de 4 à 6 degrés centigrades à la main ou à la plante du pied) n'a au-

(1) Bonnet réfrigérant de Galante, page 21, fig. 14.

(2) Appareil du docteur Petitgand, page 14, fig. 6.

cune action sur la température centrale, dont le tracé reste horizontal pendant toute la durée de l'expérience, laquelle a été de une heure et une heure et demie.

3° Même remarque doit être faite, lorsque la réfrigération porte simultanément sur les deux membres supérieurs.

4° La réfrigération simultanée des deux membres inférieurs, entretenue pendant une heure et demie, n'a donné qu'un abaissement de 2/10 de degré dans le rectum. Il convient cependant de faire remarquer que dans cette expérience l'enroulement des tubes autour des membres rendait l'écoulement du liquide relativement lent et permettait au liquide d'emprunter une notable quantité de chaleur aux surfaces avec lesquelles il était en contact. Aussi est-il probable que, si l'écoulement du liquide avait été plus rapide, on eût constaté un abaissement de la température rectale plus considérable et en rapport avec l'étendue des surfaces directement refroidies. L'action du froid sur les deux membres inférieurs n'a déterminé aucun trouble encéphalique, pulmonaire, cardiaque ni gastro-intestinal, bien que l'expérience ait duré une heure et demie.

5° L'application d'un coussin tubulaire (1), débitant deux litres et demi d'eau à la minute, à 10 degrés centigrades, et maintenu pendant quarante minutes sur la région rachidienne depuis l'occiput jusqu'au sacrum, n'a eu aucune action sur la température rectale.

6° Un coussin tubulaire recouvrant toute la paroi antérieure de l'abdomen (2), appliqué pendant cinquante minutes, et débitant un litre et demi à la minute, a déterminé seulement un abaissement progressif de quatre dixièmes de degré dans le rectum.

7° Un coussin analogue enveloppant la région hépatique isolément, débitant deux litres quatre-vingts centilitres à la minute, maintenu pendant quatre heures sans interruption d'un courant d'eau à 11°,5, a déterminé lentement, mais progressivement et d'une façon régulière, un abaissement de

(1) Page 44, fig. 27.
(2) Page 44, fig. 26.

température de six dixièmes de degré dans le rectum et de sept dixièmes de degré dans l'aisselle.

Doit-on, dans le résultat de cette expérience, ne voir qu'un fait conséquent de la durée de l'expérience et de l'étendue relativement restreinte de la surface refroidie, ou faut-il penser que l'abaissement de la température générale a été la conséquence d'une action de voisinage sur le foie? Pour répondre à cette double question, de nouvelles expériences seront nécessaires; mais leur importance n'échappera à personne, si l'on se rappelle la part que les physiologistes accordent à l'organe hépatique dans la production de la chaleur.

Troisième série d'expériences.

Après avoir constaté que les réfrigérations partielles n'avaient qu'une action faible ou nulle sur la température générale, j'ai étudié si la réfrigération simultanée des parois du thorax et de l'abdomen, au moyen d'une ceinture thoraco-abdominale, ne serait pas suffisante pour obtenir un notable abaissement de la température générale. Les résultats de cette dernière série d'expériences m'autorisent à affirmer que le refroidissement de la région abdominale seule a une action lente, tandis que la réfrigération simultanée des parois thoraciques et abdominales donne des résultats équivalents à ceux de la réfrigération du corps entier. En effet, nous avons obtenu, avec la ceinture thoraco-abdominale, dans trois expériences qui ont eu une durée de une heure, une heure trente, une heure quarante minutes, un abaissement de la température rectale de 1 degré 1 dixième, 1 degré 3 dixièmes et 1 degré 9 dixièmes.

Nous pensons donc que la ceinture thoraco-abdominale est parfaitement suffisante pour obtenir un abaissement de 1 à 2 degrés centigrades de la température générale.

Les conclusions de cette note peuvent être résumées dans les trois propositions suivantes :

A. La réfrigération périphérique limitée au cuir chevelu,

à la région occipito-rachidienne, aux membres supérieurs ou inférieurs, aux régions abdominales antérieures, hépatique, splénique, a une action nulle ou peu importante sur la température générale.

B. La réfrigération de toute la surface du corps (le tronc et les membres inférieurs étant enveloppés dans la couverture réfrigérante) permet, en un court espace de temps, une heure, une heure et demie, d'abaisser la température centrale de 1 à 2 degrés centigrades.

C. Mais la réfrigération des surfaces thoraco-abdominales, au moyen de la ceinture tubulaire, suffit, dans un même espace de temps, pour obtenir un abaissement de 1 à 2 degrés de la température générale du corps humain. C'est donc avec cette ceinture que nous nous proposons d'etudier ultérieurement l'action de l'abaissement de la température sur la circulation, la respiration, la quantité et la composition chimique des urines.

Quant à la valeur thérapeutique de la réfrigération dans les maladies hyperpyrétiques, elle ne pourra être formulée que le jour où l'on aura réuni un grand nombre d'observations. Cette œuvre doit être l'œuvre de beaucoup, et non d'un seul expérimentateur ; aussi n'ai-je pas voulu différer plus longtemps la communication des résultats que j'ai déjà constatés sur l'homme sain et sur l'homme malade.

Avec notre appareil l'expérience devient pratique, parce que son action progressive, continue ou intermittente, mesurable à tout moment, n'exposera les malades à aucun danger.

Donc « si l'hyperthermie n'est point seulement un symp- « tôme, mais, » comme l'a écrit le professeur Hirtz, « une « lésion mère de beaucoup de complications ultérieures, « un agent destructeur des humeurs et des tissus », il sera permis à ceux qui pensaient avec raison que les avantages douteux de la méthode de Brand ne compensaient pas ses dangers possibles, il sera permis, dis-je, en faisant usage du procédé que nous avons exposé, de tenter le traitement des maladies hyperthermiques par l'abaissement de la température du corps humain.

La méthode du refroidissement dans le traitement de certaines maladies pourra donc être étudiée d'une façon régulière et suivie, et sa valeur, si elle existe, pourra enfin être démontrée.

Avant de terminer cette lecture (1), je tiens à dire le soin et l'habileté dont MM. Galante ont fait preuve dans la construction de l'appareil que je soumets au jugement de l'Académie. Je tiens aussi à témoigner ici ma reconnaissance aux élèves de mon service qui, pendant plusieurs mois, m'ont prêté leur utile concours pour conduire à bonne fin des expériences nombreuses dont chacune demandait beaucoup de temps et exigeait une attention soutenue.

(1) Dans cette communication, nous n'avons parlé que de l'action de l'eau froide, mais des résultats d'un ordre opposé pourraient être obtenus, en faisant circuler de l'eau chaude dans notre appareil, pour réchauffer les malades dans des conditions déterminées.

A cette occasion, je dois mentionner ici que M. le docteur Peyraud (de Libourne), après avoir eu connaissance de la première note que j'avais publiée en décembre 1879, sur l'hyperthermie et l'appareil réfrigérateur, m'adressait, le 30 janvier 1880, une lettre dans laquelle il m'informait qu'il avait exposé, à une époque antérieure, devant la Société de médecine et de chirurgie de Bordeaux, ses idées sur la thermothérapie, et qu'il avait, en même temps, fait construire un appareil pour élever et abaisser la température du corps humain. M. Peyraud ajoutait qu'il n'avait pas fait d'expériences. Mon devoir est de rendre à chacun ce qui lui appartient, aussi ai-je voulu rapporter ici la réclamation qui m'a été adressée par M. le docteur Peyraud, et je ne doute pas que, de son côté, il ne reconnaisse facilement, après avoir lu ma présente communication à l'Académie, combien diffèrent dans leur exécution les procédés employés par chacun de nous pour la réalisation d'une même idée.

TABLE

Paris. — Typ. G. Chamerot, 19, rue des Saints-Pères. — 9088.

www.ingramcontent.com/pod-product-compliance
Ingram Content Group UK Ltd.
Pitfield, Milton Keynes, MK11 3LW, UK
UKHW020328220726
13923UKWH00003B/1446

9 782019 259488